科学出版社"十三五"普通高等教育本科规划教材

普通高等教育基础医学类系列配套教材

供基础、临床、预防、口腔、护理等医学类专业使用

医学寄生虫学实验教程
MEDICAL PARASITOLOGY PRACTICAL HANDBOOK

主　编　王　红　李翠英
主　审　周本江
副主编　贾雪梅　申丽洁
编　委　（按姓氏汉语拼音排序）
　　　　陈　熙　贾雪梅　雷　霖　李翠英
　　　　马　佳　申丽洁　王　红　王丽明
　　　　王卫群　杨立军

科　学　出　版　社
北　京

内 容 简 介

医学寄生虫学属病原生物学范畴，实验教学以形态观察和诊断技术为重点。本书包含了医学原虫学、医学蠕虫学及医学节肢动物学的 8 个纲数十个虫种的内容，包括标本观察及常用的实验技术方法。精选了各类标本图片多幅，图片精致，并配有相应的文字说明；而且配合有数字化微课视频。既反映了学科的特点，又反映了现代化教育的趋势。对于形态学课程教学环节中必要的实践教学有着重要的意义，有助于学生掌握基本理论、基本知识和基本技能。

本书适用于医学院校学习医学寄生虫学课程的医学生，作为该门课程的实验教材或辅助教材使用。

图书在版编目（CIP）数据

医学寄生虫学实验教程 / 王红，李翠英主编 . —北京：科学出版社，2018.1

普通高等教育基础医学类系列配套教材

ISBN 978-7-03-055536-6

Ⅰ . ①医… Ⅱ . ①王… ②李… Ⅲ . ①医学 - 寄生虫学 - 实验 - 医学院校 - 教学参考资料 Ⅳ . ① R38-33

中国版本图书馆 CIP 数据核字（2017）第 283395 号

责任编辑：李 植／责任校对：张凤琴
责任印制：赵 博／封面设计：陈 敬

科 学 出 版 社 出版

北京东黄城根北街 16 号
邮政编码：100717
http://www.sciencep.com

北京中科印刷有限公司 印刷

科学出版社发行　各地新华书店经销

*

2018 年 1 月第 一 版　开本：787×1092　1/16
2024 年 1 月第五次印刷　印张：6 1/2
字数：145 000

定价：45.00 元
（如有印装质量问题，我社负责调换）

专家指导委员会

主 任 委 员

李昌龙

副主任委员

王应雄　孙　俊　程晓斌　胡华强

委　　员

（以姓氏笔画为序）

王应雄（重庆医科大学）	**张宗诚**（成都医学院）
王聚乐（西藏大学）	**罗军敏**（遵义医学院）
龙汉安（西南医科大学）	**胡华强**（中国科技出版传媒股份有限公司）
庄田畋（贵阳中医学院）	**柯亨宁**（宁夏医科大学）
阮绪芝（湖北医药学院）	**钟近洁**（新疆医科大学）
孙　俊（昆明医科大学）	**夏　阳**（电子科技大学医学院）
李昌龙（四川大学华西基础医学 与法医学院）	**高永翔**（成都中医药大学）
杨　林（成都大学）	**淤泽傅**（云南中医学院）
杨　明（贵州医科大学）	**梁伟波**（四川大学华西基础医学与法医学院）
余华荣（重庆医科大学）	**韩　毅**（昆明医科大学）
张　波（川北医学院）	**程晓斌**（陆军军医大学）
张本斯（大理大学）	

前　言

  医学寄生虫学是高等医学院校的一门基础课程，属病原生物学范畴。寄生虫学实验是寄生虫学的重要组成部分，是课程的重要实践教学环节。通过寄生虫学实验课程，可以验证及加深理解理论课中所学的基本理论知识；通过寄生虫标本的观察和基本实验技术操作，可使学生掌握具有诊断价值的寄生虫形态特征和常见寄生虫的病原学检查方法；通过寄生虫学实验的基本技能训练，可以培养学生的动手能力和独立工作能力；故通过实践教学环节有助于学生掌握基本理论、基本知识和基本技能。本书是为医学生学习寄生虫各期形态结构和病原学检查方法而编写的实验教材，包括医学原虫、医学蠕虫、医学节肢动物和常用的实验技术方法等内容，共分为26章。每个章节包含实验目的、实验内容、课堂练习及复习思考。编者要特别强调的是，在本书中均使用了自己拍摄的镜下实物标本和实体标本图，图片精致，并配有相应的文字说明。区别于其他同类教材的是，本书配有数字化微课视频，学生可以用手机扫描二维码，即可观看相应标本的微课视频，操作简便，在教学中一方面加强了教材的学术性，另一方面又提高了学生学习的趣味性；既反映了学科的特点，又充分利用现代教育技术，体现了现代教育的发展趋势，强化了以学生为中心的教育理念，突出学生自主学习以获取知识能力的培养。

  本书适用于五年制本科临床医学、麻醉学、影像学、医学检验、全科医学等专业学生使用。

  参与本书的编写人员均是在教学第一线工作的教师和技术员，同时邀请了雷霖老师负责部分大体标本的拍摄，周本江教授作为全书的主审，他们的参与无疑有助于提高本教材编撰质量，一并致以衷心地感谢！

  由于时间、编者学识水平等限制，本书的内容、文字等方面难免存在疏漏和错误之处，恳请读者给予批评指正。

王　红　李翠英

二零一七年十二月

目　　录

第一章 绪 论
（Introduction）

医学寄生虫学实验中最常用的仪器是光学显微镜，因而医学生必须了解光学显微镜的基本结构，熟练掌握显微镜的使用方法，尤其是油镜的使用。

一、显微镜的基本结构（图 1-1）

放大倍数的计算：显微镜镜头上均标注有放大倍数，一般目镜为"10×"；物镜的低倍镜为"10×"，高倍镜"40×"，油镜"100×"。显微镜实际放大倍数 = 目镜的放大倍数 × 物镜的放大倍数，即低倍镜的放大倍数为 10×10=100 倍（用 ×100 表示）；高倍镜的放大倍数为 10×40=400 倍（用 ×400 表示）；油镜的放大倍数 10×100 =1000 倍（用 ×1000 表示）。

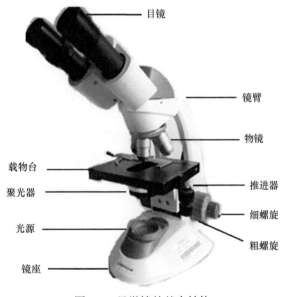

目镜

镜臂

物镜

载物台

推进器

聚光器

细螺旋

光源

粗螺旋

镜座

图 1-1 显微镜的基本结构

二、显微镜的使用方法

1. 镜检前准备

右手握镜臂，左手托镜座，将显微镜放置距实验台边 3～4cm 处。检查显微镜光源系统、推进器、螺旋等是否正常，镜头是否清洁，若物镜头有脏污情况，可用沾有少许二甲苯的擦镜纸或棉签清洁镜头。

2. 对光调节

使用自然光源的显微镜时，先将低倍镜对准通光孔，反光镜调向光源至最大亮度，用聚光器调节光的强度，使之适当而均匀。使用内置光源的显微镜，直接打开电源，用旋钮调节光亮度。

3. 标本观察

将玻片标本置于载物台上固定好,先用低倍镜观察,移动推进器,准确找到目标,再用粗螺旋调节至能看出物像,微调细螺旋使物像清晰为止。

(1)高倍镜观察:从低倍镜转至高倍镜后,只需略微调节细螺旋,即可使物像清晰。高倍镜观察时切勿使用粗螺旋,以免造成玻片标本或镜头损坏。转动物镜转换器时,不能用手指直接推转物镜,以免物镜的光轴偏斜。

(2)油镜观察:使用高倍镜观察找到标本后,将其位移至视野中央。换油镜前应将显微镜亮度调整至最亮,光圈完全打开。在所需观察部位的玻片上滴加一滴镜油,缓慢更换油镜,使油镜头浸入镜油中,接触玻片后即止。缓慢旋转细调焦旋钮抬升镜筒,直到看清标本为止。油镜观察结束后用擦镜纸沾少许二甲苯清洗油镜头。

4. 观察结束

观察完毕,移去玻片标本,扭转转换器,使空镜头孔对着通光孔。使用内光源的显微镜,需要调节亮度旋钮将光亮度调至最暗,再关闭电源按钮,以防下次开机时瞬间电流过强烧坏光源灯。

三、显微镜使用的注意事项

1. 观察标本时,可按一定方向循序推进,如上下或左右移动。如有可疑物像,可加大倍数观察。

2. 观察较小标本时,应先用低倍镜找到之后再转换高倍镜,宜使用微调,并小心转动,避免损坏镜头和标本。

3. 检查粪便标本时,如要用高倍镜观察,必须加上盖玻片,防止粪水污染镜头。

4. 不论放大倍数如何,光线的强度都要适宜。可通过升降聚光器来调节视野中的光亮度,或通过光圈开关来控制光源的强弱。

(杨立军)

第二章　溶组织内阿米巴、
（*Entamoeba histolytica*）
结肠内阿米巴
（*Entamoeba coli*）

阿米巴原虫隶属于叶足纲；溶组织内阿米巴主要寄生于人体消化系统，可引起肠和肠外组织的阿米巴病。结肠内阿米巴为非致病性肠道寄生原虫。

【实　验　目　的】

1. 掌握
溶组织内阿米巴滋养体（trophozoite）的形态特征。
2. 掌握
溶组织内阿米巴包囊（cyst）的形态特征。
3. 熟悉
结肠内阿米巴包囊的形态特征。
4. 熟悉
阿米巴病的病原学诊断方法。
5. 了解
结肠内阿米巴滋养体的形态特征。

【实　验　内　容】

一、示教标本

1. 溶组织内阿米巴滋养体染色标本（图 2-1）

油镜下，经铁苏木素染色后的滋养体呈灰蓝色，体积较大，约为 10 ～ 60μm。虫体外质（ectoplasm）透明，可见舌状或指状伪足（pseudopodium）；内质（endoplasm）呈颗粒状，颗粒细小而均匀，不透明。内质中有 1 个球形泡状核（vesicular nucleus），核仁（nucleolus）小而圆，位于中央，核膜内缘有一圈大小相等、排列整齐、染色较深的核周染色质粒（chromatic granules），核膜与核仁之间有核丝相连。部份滋养体内质中可见到吞噬的食物泡及被染成黑蓝色的红细胞。

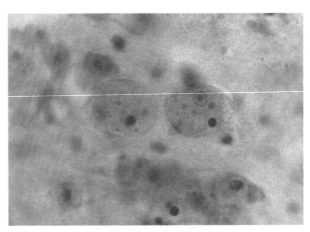

图 2-1　溶组织内阿米巴滋养体（×1000）

2. 结肠内阿米巴包囊染色标本（图 2-2）

油镜下，结肠内阿米巴包囊呈灰蓝色，圆球形，直径 10～35μm，明显大于溶组织内阿米巴包囊。泡状核 1～8 个，核仁较大，偏离中央，核周染色质粒大小不一、排列不整齐，核膜与核仁之间有核丝相连。未成熟包囊内含 1～6 个胞核，胞质中有较大的糖原泡（glycogen vacuole）和呈草束状的拟染色体（chromatoid body）。成熟包囊内有 8 个胞核，无糖原泡和拟染色体。

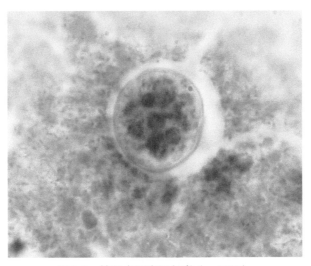

图 2-2　结肠内阿米巴包囊（×1000）

二、观察标本

溶组织内阿米巴包囊染色标本（图 2-3，图 2-4）

经铁苏木素染色后，包囊呈圆球形，直径 5～20μm，染成蓝黑色。囊壁厚，不着色，透明。胞质无内、外质之分，内含 1～4 个泡状核，胞核的结构与滋养体相同。未成熟包囊有 1～2 个胞核，内含糖原泡和拟染色体。糖原泡在染色时被溶解，成为空泡；拟染色体深蓝色，棒状，两端较钝圆。成熟包囊内有4个核，无糖原泡和拟染色体。经碘液染色后，包囊呈棕黄色。

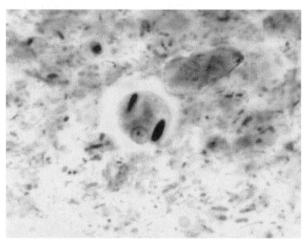

图 2-3　溶组织内阿米巴未成熟包囊（×1000）

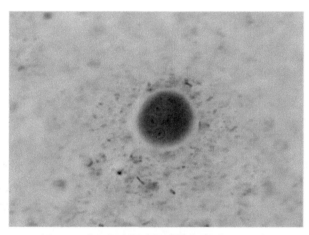

图 2-4　溶组织内阿米巴成熟包囊（×1000）

【课堂练习】

绘溶组织内阿米巴滋养体、包囊和结肠内阿米巴包囊形态图，标注结构并描述其形态特征。

【复习思考】

1. 人怎样感染溶组织内阿米巴？
2. 粪检发现溶组织内阿米巴滋养体与包囊临床意义相同吗？为什么？
3. 如何确诊肠阿米巴病和阿米巴肝脓肿（amoebic liver abscess）？

（申丽洁）

第三章　杜氏利什曼原虫
（*Leishmania donovani*）

杜氏利什曼原虫为动鞭纲原虫，无鞭毛体寄生于人体的巨噬细胞内，导致内脏利什曼病（visceral leishmaniasis，又称黑热病 kala-azar）、皮肤型黑热病和淋巴结型黑热病。

【实验目的】

1. 掌握
杜氏利什曼原虫无鞭毛体（amastigote）的形态特征。
2. 熟悉
杜氏利什曼原虫前鞭毛体（promastigote）的形态特征。
3. 了解
病原学诊断方法。

【实验内容】

一、示教标本

杜氏利什曼原虫前鞭毛体染色标本（图 3-1）

油镜下，虫体大小（15～25）μm×（1.5～3.5）μm，梭形，前端稍钝，后端尖细，胞质浅蓝色或淡红色，胞核圆形、紫红色，位于虫体中央。动基体（kinetoplast）在虫体前端，基体（basal body）在动基体之前，由此发出一鞭毛（flagellum）游离于体外。

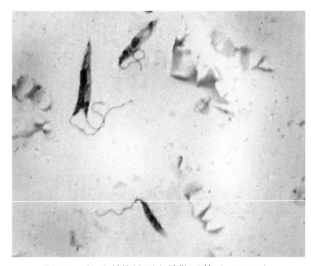

图 3-1　杜氏利什曼原虫前鞭毛体（×1000）

二、观察标本

杜氏利什曼原虫无鞭毛体（利杜体 **L.D.body**）染色标本（图 3-2）

油镜下，无鞭毛体大小为（2.9 ～ 5.7）μm×（1.8 ～ 4.0）μm，在巨噬细胞内或细胞外有许多分散或成堆聚集的虫体。选择细胞外散在的虫体仔细观察。虫体细小，圆形或椭圆形。经瑞氏染液或姬氏染液染色后，无鞭毛体胞质呈淡蓝色或淡红色，内含一个大而近圆形的核，呈红色或淡紫色。动基体小杆状，深红色，位于核旁。基体和由此伸出的根丝体（rhizoplast）不易见到。

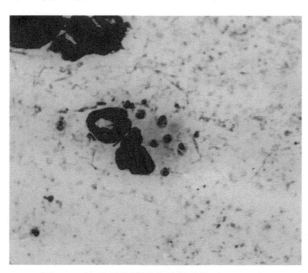

图 3-2　杜氏利什曼原虫无鞭毛体（×1000）

【课堂练习】

绘杜氏利什曼原虫无鞭毛体和前鞭毛体形态图，标注结构并描述其形态特征。

【复习思考】

1. 黑热病是怎样传播的？
2. 如何确诊内脏利什曼病？

（申丽洁）

第四章　蓝氏贾第鞭毛虫
(*Giardia lamblia*)

蓝氏贾第鞭毛虫属动鞭纲原虫，寄生于人体小肠，可引起以腹泻为主要症状的贾第虫病（giardiasis）。

【实 验 目 的】

1. 掌握

蓝氏贾第鞭毛虫包囊（cyst）的形态特征。

2. 熟悉

蓝氏贾第鞭毛虫滋养体（trophozoite）的形态特征。

3. 了解

病原学诊断方法。

【实 验 内 容】

一、示教标本

蓝氏贾第鞭毛虫滋养体染色标本（图 4-1）

油镜下，虫体大小为（10～20）μm×（5～15）μm×（2～4）μm。侧面观呈瓢状，虫体腹面扁平，背面隆起，前端钝圆，后端较尖细，两侧对称。正面观滋养体外形似半个纵切的倒置梨形。腹面前半部有一个很大的、向内凹陷的吸盘（adhesive disc），吸盘直径略小于纵轴的 1/2。吸盘背侧有两个左右对称的椭圆形泡状核（vesicular nucleus）。一对轴柱纵贯虫体，中部有 2 个逗点状或半月形的中体（median body）。鞭毛（flagellum）四对，按伸出虫体的部位分前侧鞭毛、后侧鞭毛、腹鞭毛和尾鞭毛各一对。

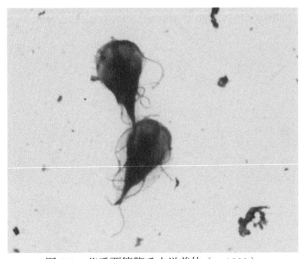

图 4-1　蓝氏贾第鞭毛虫滋养体（×1000）

二、观察标本

蓝氏贾第鞭毛虫包囊染色标本（图 4-2）

油镜下，包囊大小为（8～12）μm×（7～10）μm。包囊呈椭圆形，囊壁较厚，不着色，与虫体间有明显的间隙。内含 2～4 个泡状核，核多偏于一端，核体清晰。4 核包囊为成熟包囊，具有感染性。轴柱呈条索状，常位于包囊中央，与包囊长轴平行。囊内还可见中体和鞭毛的早期结构。

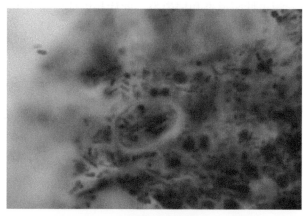

图 4-2　蓝氏贾第鞭毛虫包囊（×1000）

【课堂练习】

绘蓝氏贾第鞭毛虫滋养体和包囊形态图，标注结构并描述其形态特征。

【复习思考】

1. 蓝氏贾第鞭毛虫为何可致宿主腹泻？
2. 如何确诊贾第虫病？

（申丽洁）

第五章　阴道毛滴虫

(*Trichomonas vaginalis*)

阴道毛滴虫简称阴道滴虫，主要寄生于女性阴道及尿道，以及男性的尿道和前列腺等泌尿生殖器官，引起滴虫性阴道炎和尿道炎。此病是以性传播为主的传染病之一。

【实验目的】

1. 掌握

阴道毛滴虫滋养体（trophozoite）的形态。

2. 熟悉

病原学诊断方法。

3. 了解

阴道毛滴虫的运动方式。

【实验内容】

观察标本

1. 阴道毛滴虫滋养体染色标本（图 5-1）

油镜下，滋养体大小为（7～23）μm×（10～15）μm，呈梨形或圆形，前端有 4 根前鞭毛（anterior flagellum）和 1 根后鞭毛（recurrent flagellum），后鞭毛在虫体体前的一侧与波动膜（undulating membrane）外缘相连。细胞核（nucleus）大呈紫红色椭圆形，细胞质呈淡蓝色，1 根轴柱（axostyle）由前向后纵贯虫体，并从后端伸出体外。

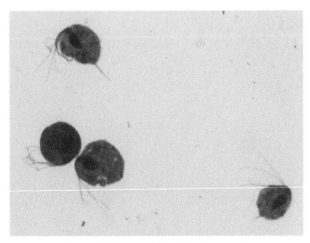

图 5-1　阴道毛滴虫滋养体（×1000）

2. 阴道毛滴虫活滋养体

取一张洁净的载玻片，用吸管从人工培养的试管中取一滴培养物，置于载玻片上，均匀涂开，盖上盖玻片。先在低倍镜下找到虫体，再用高倍镜观察，活滋养体呈水滴状，无色透明，作螺旋式前进运动，可见前鞭毛不停地摆动和波动膜波动，有时在虫体前端的中央可见一个椭圆形的细胞核。

【课堂练习】

绘油镜下染色的阴道毛滴虫滋养体的形态图。

【复习思考】

1. 怎样发现和确诊滴虫性阴道炎患者？
2. 导致阴道毛滴虫感染的原因有哪些？如何预防其感染？
3. 如何治疗滴虫性阴道炎？

（贾雪梅）

第六章 疟 原 虫
(*Plasmodium*)

疟原虫隶属真球虫目（Eucoccidiida）、疟原虫科（Plasmodidae）、疟原虫属（*Plasmodium*），是世界头号热带病疟疾（malaria）的病原体。疟原虫种类繁多。寄生于人体的疟原虫主要有四种，即间日疟原虫（*Plasmodium vivax*）、恶性疟原虫（*Plasmodium falciparum*）、三日疟原虫（*Plasmodium malariae*）和卵形疟原虫（*Plasmodium ovale*）。

【实验目的】

1. 掌握

间日疟原虫红细胞内期（erythrocytic stage）形态特征及被寄生的红细胞变化。

2. 掌握

恶性疟原虫红内期环状体（ring form）和配子体（gametocyte）的形态特征。

3. 熟悉

间日疟和恶性疟的病原学诊断方法。

4. 了解

三日疟原虫红细胞内期的主要形态特征。

5. 了解

卵形疟原虫红细胞内期的主要形态特征。

【实验内容】

一、示教标本

1. 三日疟原虫薄血片姬氏染色标本（图 6-1）

被寄生的红细胞大小正常，有时缩小，颜色无改变。大滋养体时期的带状滋养体是三日疟原虫的典型特征，滋养体横跨红细胞，空泡小，细胞质呈圆形或带状，被染成蓝色。细胞核1个，呈紫红色。疟色素（malarial pigment）为深褐色的粗大颗粒，常沿胞质边缘分布。

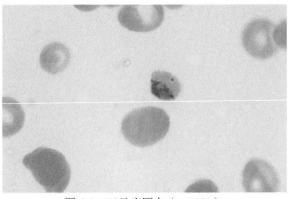

图 6-1　三日疟原虫（×1000）

2. 卵形疟原虫薄血片姬氏染色标本（图 6-2）

卵形疟原虫形态似间日疟原虫。被卵形疟原虫寄生的红细胞略胀大，有的细胞变长，边缘成锯齿状；薛氏点较间日疟原虫的粗大，而且出现早，在环状体期即出现。

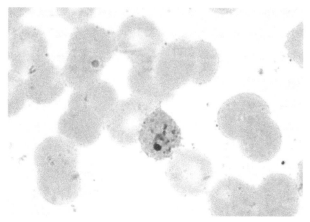

图 6-2　卵形疟原虫（×1000）

二、观察标本

注意鉴别血膜片上易与疟原虫混淆的异物和白细胞。区别异物主要是调节显微镜的细螺旋，通过它的上下移动，若蓝、红颜色块与红细胞在同一平面，而且具有一定的疟原虫结构并有疟色素者是疟原虫。反之，则是异物。在薄血膜中还常见到各种白细胞，应复习相关血膜上红细胞和白细胞形态特征知识而加以区别。

1. 间日疟原虫薄血膜片姬氏染色标本（按以下步骤观察）

（1）低倍镜下，在薄血膜片上，找到一理想的观察视野，即红细胞分布均匀、干净无其他异物、染色鲜明的区域。在此区域加镜油一滴，转为油镜下观察。

（2）油镜下，可见红细胞被染成橘红色，被间日疟原虫寄生的红细胞从大滋养体开始有胀大和褪色的表现。疟原虫胞质被染成蓝色，核染成紫红色。但并非任何一个红色或蓝块都是疟原虫。因为有可能是染料沉渣或其他异物。当确定为疟原虫后，再进一步辨认它是红细胞内期的哪个发育阶段。间日疟原虫在红细胞内的发育有三期六种形态，即滋养体期、裂殖体期和配子体期。滋养体期又分小滋养体（环状体）和大滋养体，裂殖体期又分未成熟裂殖体和成熟裂殖体，配子体期又分雌配子体和雄配子体。其中：

1）滋养体期（图 6-3，图 6-4）：环状体的环较大，约等于红细胞直径的 1/3，核多为 1 个，位于环的周缘，一个红细胞内多只寄生 1 个疟原虫。大滋养体期虫体逐渐长大，胞质形状不规则，有伪足伸出，空泡明显，胞核仍然是 1 个。疟色素棕黄色，小杆状，分散在胞质中。

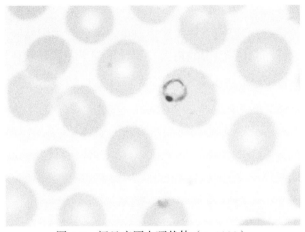

图 6-3　间日疟原虫环状体（×1000）

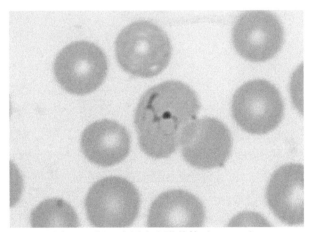

图 6-4　间日疟原虫大滋养体（×1000）

2）裂殖体期（图 6-5，图 6-6）：虫体最显著的特征是出现了细胞核的分裂，胞核的数量增加为两个以上。未成熟裂殖体核开始分裂成 2～4 个，核愈多则虫体渐呈圆形，空泡消失，疟色素开始集中，但胞质尚未分裂。成熟裂殖体内含有 12～24 个裂殖子，通常 16 个，排列不规则，虫体占满胀大的红细胞，疟色素集中成团。

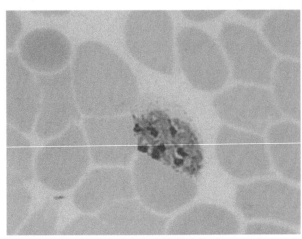

图 6-5　间日疟原虫未成熟裂殖体（×1000）

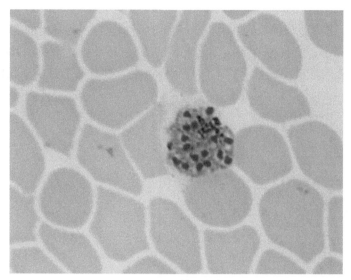

图 6-6　间日疟原虫成熟裂殖体（×1000）

3）配子体期（图 6-7，图 6-8）：雌配子体圆形占满胀大的红细胞，胞质深蓝色，核小致密，深红色，偏于一侧。雄配子体呈圆形，略大于正常红细胞，胞质淡蓝色而略带红色，核大，疏松，淡红色，常位于中央。雌、雄配子体的疟色素均分散为颗粒状。

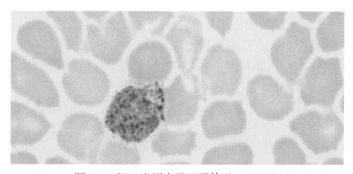

图 6-7　间日疟原虫雌配子体（×1000）

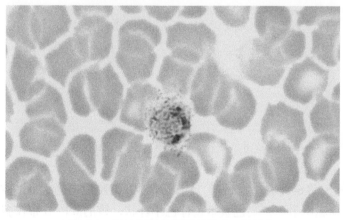

图 6-8　间日疟原虫雄配子体（×1000）

2. 恶性疟原虫薄血片姬氏染色标本

（1）恶性疟原虫环状体染色标本（图6-9）：油镜下，被寄生的红细胞无胀大和褪色的表现。环状体小，直径相当于红细胞直径的1/5，环纤细，常位于红细胞边缘或呈飞鸟状，一个红细胞内常可见到两个以上的环状体寄生，具有两个核的环状体较常见。

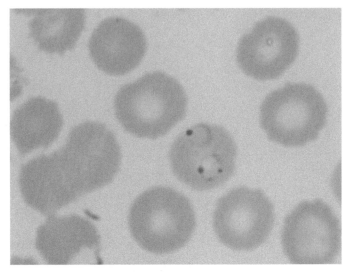

图 6-9　恶性疟原虫环状体（×1000）

（2）恶性疟原虫配子体染色标本：恶性疟原虫配子体通常胀破了被寄生的红细胞而游离在红细胞之外，或旁边仅有红细胞的痕迹。

1）雌配子体（图6-10）：新月形、两端尖、细胞质呈蓝色，核结实，较小，呈深红色，疟色素多位于核的周围。

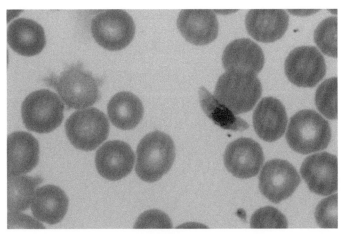

图 6-10　恶性疟原虫雌配子体（×1000）

2）雄配子体（图6-11）：腊肠形，两端钝圆，细胞质呈蓝色而略带红色，核疏松呈淡红色，位于细胞质中央，疟色素呈黄棕色小杆状，核的周围分布较多。

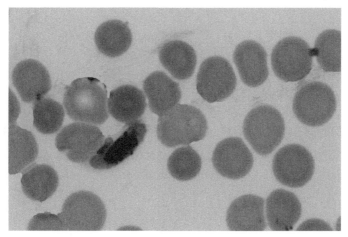

图 6-11　恶性疟原虫雄配子体（×1000）

【课堂练习】

1. 绘间日疟原虫滋养体、裂殖体、配子体形态图。
2. 绘恶性疟原虫环状体和雌、雄配子体形态图。

【复习思考】

1. 确诊疟疾常用什么方法？采血时间何时最好？
2. 为什么恶性疟原虫在末梢血液中只能查到环状体和配子体？
3. 疟疾流行有何特点？
4. 常用的抗疟药物有哪些？

（贾雪梅）

第七章　刚地弓形虫
（*Toxoplasma gondii*）

刚地弓形虫属真球虫目，弓形虫科。可寄生人和许多动物机体的有核细胞内，引起人畜共患的弓形虫病（toxoplasmasis）。对于免疫功能低下的宿主，可致严重后果。弓形虫是一种重要的机会致病原虫（opportunistic protozoan）。

【实验目的】

1. 掌握

弓形虫滋养体（the trophozoite of *Toxoplasma gondii*）的形态特征。

2. 熟悉

弓形虫假包囊（pseudocyst）的形态特征。

3. 了解

弓形虫病病原学诊断方法。

【实验内容】

观察标本

刚地弓形虫滋养体染色标本（图 7-1）

油镜下，游离的滋养体长 4～7μm，最宽处 2～4μm。呈香蕉形或半月形，一端较尖，另一端较钝圆；一边较扁平，另一边较弯曲。经姬氏或瑞氏染液染色后，可见胞质呈蓝色，胞核呈紫红色，位于虫体中央，有时可见染成浅红色的一个副核位于核与尖端之间。根据其在中间宿主体内生长发育的速度快慢，分别称为速殖子（tachyzoite）和缓殖子（bradyzoite）。也常见数个至十多个速殖子寄生在中间宿主的一个有核细胞内，被细胞膜包绕呈纺锤形或椭圆形，这种速殖子的集合体由于没有真正的囊壁而称为假包囊。

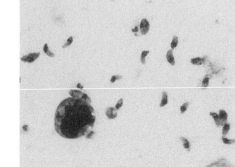

图 7-1　弓形虫滋养体和假包囊（×1000）

【课堂练习】

绘弓形虫滋养体形态图。

【复习思考】

1. 弓形虫发育的全过程可分为哪几个阶段？
2. 弓形虫生活史有何特点？其感染人的方式主要有哪几种？
3. 孕妇感染弓形虫会造成哪些后果？
4. 怎样防治弓形虫感染？

（贾雪梅）

第八章　华支睾吸虫
（*Clonorchis sinensis*）

华支睾吸虫是吸虫纲寄生虫，又称肝吸虫（liver fluke）。成虫寄生于人体的肝胆管内，可引起华支睾吸虫病（clonorchiasis），又称肝吸虫病。

【实 验 目 的】

1. 掌握

华支睾吸虫卵和成虫形态。

2. 熟悉

华支睾吸虫病病原学诊断方法。

3. 了解

华支睾吸虫第一中间宿主（the first intermediate host）的形态。

【实 验 内 容】

一、示教标本

1. 华支睾吸虫成虫瓶装标本（未染色）（图 8-1）

成虫外形似葵花子，灰白色，长度为 10 ~ 25mm，体狭长，背腹扁平，前端尖细，后端钝圆，虫体中间发黑部分为含虫卵的子宫及卵黄腺。

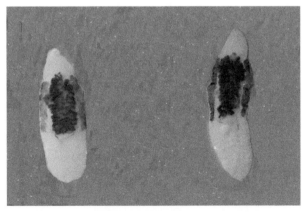

图 8-1　华支睾吸虫成虫瓶装标本（肉眼观察）

2. 华支睾吸虫第一中间宿主（图 8-2）

豆螺（*Bithynia*）：灰褐色或淡褐色，光滑，壳高约 10mm，外形呈卵圆形；螺壳较薄，易碎；有 5 个螺层，皆外凸。体螺层膨大。

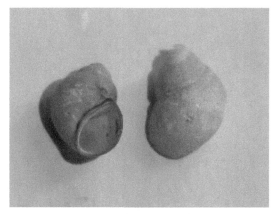

图 8-2　豆螺（肉眼观察）

二、观察标本

1. 华支睾吸虫虫卵（图 8-3）

高倍镜下观察，该卵为最小的人体寄生虫卵之一，大小为（27～35）μm×（12～20）μm，形似芝麻，黄褐色，卵盖明显，卵盖周围的卵壳增厚外凸形成肩峰，与卵盖相对的另一端有一小突起称小疣，卵内含毛蚴。

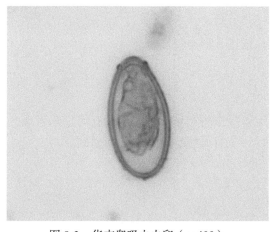

图 8-3　华支睾吸虫虫卵（×400）

2. 华支睾吸虫成虫染色标本（图 8-4）

低倍下观察，体形狭长，背腹扁平，前端稍窄，后端钝圆，似葵花子状，虫体大小一般为（10～25）mm×（3～5）mm。口吸盘略大于腹吸盘，口吸盘位于虫体前端，腹吸盘位于虫体前端 1/5 处。消化器官具有口、咽及食道，两肠支伸至虫体后端，末端为盲端。两睾丸前后排列呈分枝状。卵巢边缘分叶，位于睾丸之前。子宫盘曲于腹吸盘与卵巢之间。卵黄腺呈滤泡状，分布于虫体的两侧。

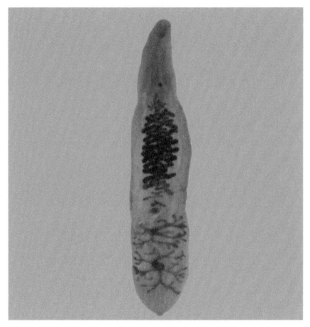

图 8-4　华支睾吸虫成虫（×40）

【课堂练习】

绘华支睾吸虫卵，并描述其形态特征。

【复习思考】

1. 人是如何感染华支睾吸虫的？华支睾吸虫病有何临床表现？如何确诊？
2. 华支睾吸虫病流行环节有哪些？简述其防治原则。

（王　红）

第九章 布氏姜片吸虫
(*Fasciolopsis buski*)

布氏姜片吸虫是吸虫纲寄生虫，简称姜片虫，寄生于人体小肠可致姜片虫病（fasciolopsiasis）。

【实验目的】

1. 掌握
姜片吸虫卵及成虫形态。
2. 熟悉
姜片虫病病原学诊断方法。
3. 了解
姜片吸虫中间宿主（the intermediate host）及媒介的形态。

【实验内容】

一、示教标本

1. 姜片虫成虫瓶装标本（未染色）（图 9-1）
虫体呈椭圆形，灰白色，背腹扁平，形似姜片，长 20 ～ 75mm，宽 8 ～ 20mm；肉眼可见口腹吸盘，口吸盘（oral sucker）位于虫体前端，腹吸盘（ventral sucker）紧靠口吸盘后方，明显大于口吸盘，呈漏斗状。

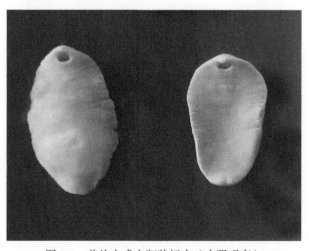

图 9-1 姜片虫成虫瓶装标本（肉眼观察）

2. 姜片虫中间宿主（图 9-2）
扁卷螺（*Segmentina*）：扁圆盘状，螺的直径 < 10mm，有 4 ～ 5 个螺层，呈灰褐色

或红褐色。

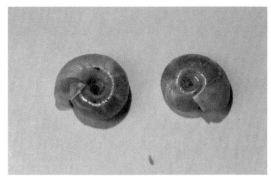

图 9-2　扁卷螺（肉眼观察）

3. 传播媒介

水生植物荸荠（图 9-3）、菱角（图 9-4）。

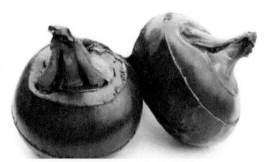

图 9-3　荸荠（肉眼观察）

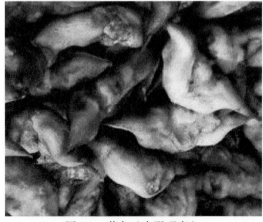

图 9-4　菱角（肉眼观察）

二、观察标本

1. 姜片虫虫卵（图 9-5）

低倍或高倍镜下观察，该卵为人体寄生蠕虫卵之最大者，大小为（130 ～ 140）μm ×（80 ～ 85）μm，淡黄色，椭圆形，壳薄而均匀，卵盖小而不明显，卵内含 1 个卵细胞和

20～40个卵黄细胞，卵细胞多位于卵盖一端。

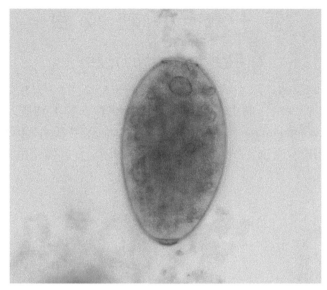

图 9-5　姜片虫虫卵（×400）

2. 姜片虫成虫染色标本（图 9-6）

低倍镜下观察，大小为（20～75）mm×（8～20）mm，长椭圆形，口吸盘近体前端，腹吸盘靠近口吸盘，漏斗状，较口吸盘大 4～5 倍。咽和食管短，两肠支呈波浪状弯曲。两个睾丸高度分枝、前后排列于虫体的后半部。分枝状卵巢位于睾丸之前。子宫盘曲在卵巢和腹吸盘之间。

【课堂练习】

绘布氏姜片吸虫卵，并描述其形态特征。

【复习思考】

1. 人是如何感染姜片吸虫病的？姜片吸虫病有何临床表现？如何确诊？

2. 如何防治姜片虫病？

（王　红）

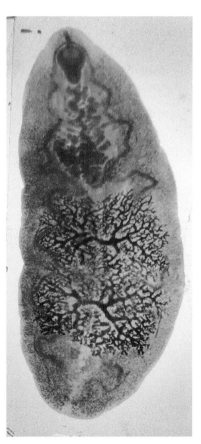

图 9-6　姜片虫成虫（×8）

第十章 并殖吸虫
(*Paragonimus*)

并殖吸虫隶属吸虫纲，成虫主要寄生于人和哺乳动物的肺脏，引起并殖吸虫病或称肺吸虫病（paragonimiasis），我国的致病虫种有卫氏并殖吸虫（*Paragonimus westermani*）、斯氏狸殖吸虫（*Pagumogonimus skrjabini*）和异盘并殖吸虫（*Paragonimus heterotremus*）等。

【实验目的】

1. 掌握
并殖吸虫卵及成虫形态。

2. 熟悉
并殖吸虫尾蚴（the cercaria of *Paragonimus*）、囊蚴（the metacercaria of *Paragonimus*）的形态。

3. 熟悉
肺吸虫病的病原学诊断方法。

4. 了解
中间宿主的形态。

【实验内容】

一、示教标本

1. 并殖吸虫尾蚴染色标本（图 10-1）
低倍镜下观察，尾蚴呈椭圆形，虫体末端有一似连非连的小圆球形尾部，故称微尾型尾蚴。

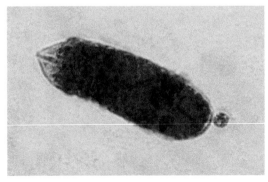

图 10-1 并殖吸虫尾蚴（×40）

2. 并殖吸虫囊蚴染色标本（图 10-2）

低倍镜下观察，囊蚴呈圆球形，直径约 400μm 左右。囊壁一般有两层，外壁在制片过程中易脱落。囊腔内被卷曲的幼虫所占据。幼虫中部黑色的囊状体为排泄囊（excretory bladder）。排泄囊两侧弯曲透明的为肠支，有时可见到口吸盘（oral sucker）、腹吸盘（ventral sucker）。

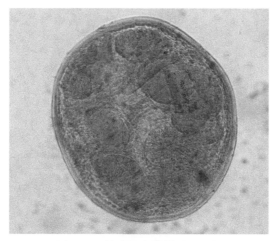

图 10-2　并殖吸虫囊蚴（×40）

3. 卫氏并殖吸虫成虫瓶装标本（未染色）（图 10-3）

肉眼可见虫体肥厚呈短椭圆形，体长 12mm 左右，腹面扁平，背面隆起，形似半粒花生米，色深灰。

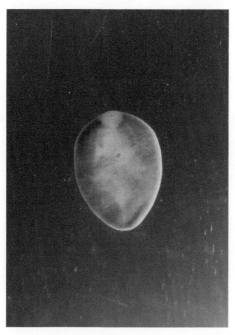

图 10-3　卫氏并殖吸虫成虫瓶装标本（肉眼观察）

4. 并殖吸虫第一中间宿主

川卷螺（*Semisulcospira*）（图 10-4）和拟钉螺（*Tricula*）（图 10-5）。肉眼观察，川卷螺呈长圆锥形，黄褐色，壳高 10 ～ 20mm，壳质坚硬。拟钉螺个体小，高 2.5 ～ 5mm，圆锥形，呈黄褐色，壳面光滑，壳质薄。

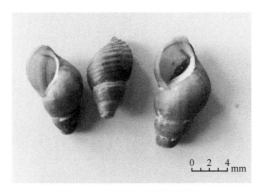

图 10-4　川卷螺（肉眼观察）

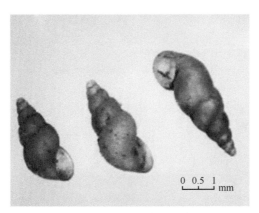

图 10-5　拟钉螺（肉眼观察）

5. 并殖吸虫第二中间宿主

溪蟹（freshwater crab）（图 10-6）和蝲蛄（crayfish）（图 10-7）。

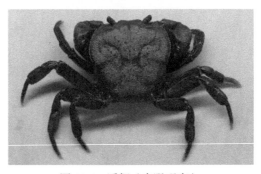

图 10-6　溪蟹（肉眼观察）

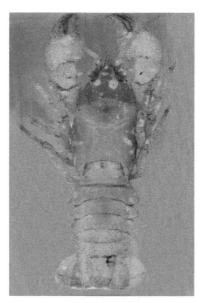

图 10-7 蝲蛄(肉眼观察)

6. 并殖吸虫所致肺部病变(图 10-8)

肉眼可见肺表面有蚕豆大小的球状囊肿。

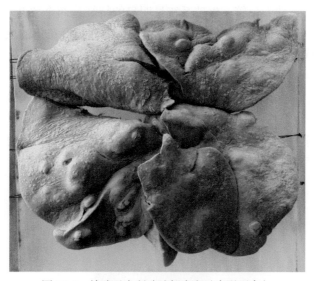

图 10-8 并殖吸虫所致肺部病变(肉眼观察)

二、观察标本

1. 肺吸虫卵(图 10-9)

低倍或高倍镜下观察,该卵呈金黄色,卵圆形,一端较宽,另一端较窄,卵壳厚薄不均,有的窄端增厚。卵盖大而明显,常位于宽端,但亦有缺卵盖者。卵内含有 1 个卵细胞和 10 余个卵黄细胞。虫卵大小为(80 ～ 118)μm ×(48 ～ 60)μm。

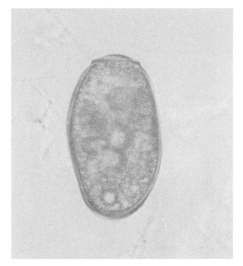

图 10-9 肺吸虫卵（×400）

2. 卫氏并殖吸虫成虫染色标本（图 10-10）

低倍镜下观察，成虫宽椭圆形，大小为（7.5～12）mm×（4～6）mm，长与宽的比例约为 2∶1，口腹吸盘大小相近，吸盘为圆形具放射状肌纤维的结构。口吸盘位于虫体前端，口吸盘中央之开口为口腔，口腔之后为膨大的咽，食道细短。肠分二支，沿虫体两侧向后端延伸，末端为盲管。生殖系统最明显的特征是两个睾丸左右并列于体后端；卵巢与子宫左右并列于虫体中部的腹吸盘后缘。子宫内充满金黄色的虫卵；卵黄腺甚发达。腹吸盘位于虫体中横线之前。

3. 斯氏狸殖吸虫成虫染色标本（图 10-11）

低倍镜下观察，成虫呈梭形，大小为（11.0～18.5）mm×（3.5～6.0）mm，长与宽的比例约为（2.4～3.2）∶1，虫体最宽处约在体前 1/3 处，腹吸盘位于体前约 1/3 处，略大于口吸盘。卵巢分支细而多，形如珊瑚，位于腹吸盘的后侧方。2 个分叶的睾丸左右并列，位于体中、后 1/3 交界处。

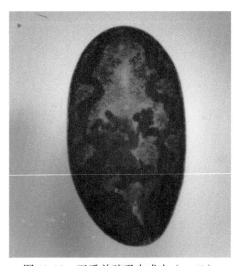

图 10-10 卫氏并殖吸虫成虫（×40）

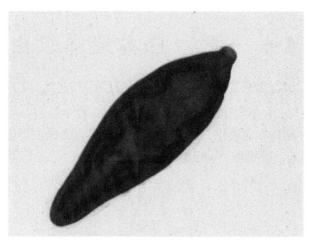

图 10-11　斯氏狸殖吸虫成虫（×40）

【课堂练习】

绘肺吸虫卵，并描述其形态特征。

【复习思考】

1. 肺吸虫病的病原学诊断方法有哪些？应如何取材？
2. 肺吸虫病的预防措施中哪个环节最重要？

（王　红）

第十一章 日本裂体吸虫
(*Schistosoma japonicum*)

日本裂体吸虫亦称日本血吸虫，为吸虫纲裂体科吸虫，成虫寄生于人及多种哺乳动物的静脉血管内，引起血吸虫病（schistosomiasis）。

【实 验 目 的】

1. 掌握
日本血吸虫成熟虫卵的形态结构。
2. 熟悉
日本血吸虫成虫及尾蚴（cercaria）的形态结构。
3. 熟悉
血吸虫病病原学诊断方法。
4. 了解
光壳钉螺、肋壳钉螺的外部结构及与拟钉螺的区别点。

【实 验 内 容】

一、示教标本

1. 日本血吸虫成虫寄生于兔肠系膜静脉血管内的大体标本（图 11-1）
在肠系膜静脉血管内可见成对合抱寄生的血吸虫成虫，黑褐色的雌虫清晰可见。

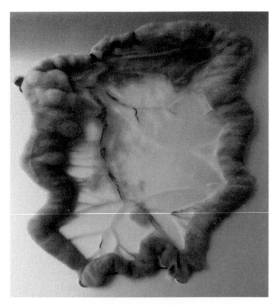

图 11-1　日本血吸虫成虫寄生于肠系膜静脉血管内（肉眼观察）

2. 日本血吸虫成虫瓶装固定标本（未染色）

（1）雄虫（图11-2）：大小为（12 ～ 20）mm×（0.5 ～ 0.55）mm，乳白色，虫体短粗，向腹面弯曲。可看到口、腹吸盘，腹吸盘后方的虫体两侧向腹面卷曲形成抱雌沟（gynecophoral canal）。

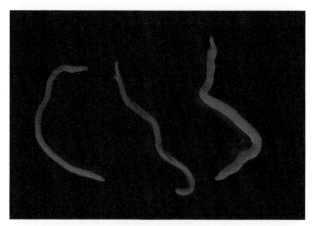

图 11-2 日本血吸虫雄虫（×8）

（2）雌虫（图11-3）：大小为（20 ～ 25）mm×（0.1 ～ 0.3）mm，灰褐色，长圆柱形，外观似线虫。前端细、后端较粗。

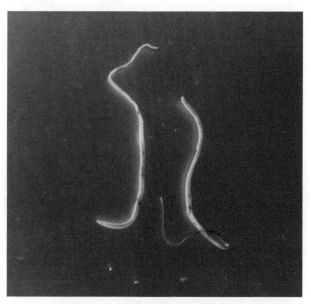

图 11-3 日本血吸虫雌虫（×8）

（3）雌雄合抱虫体（copulating schistosome）（图11-4）：雌虫较雄虫细长，有部分嵌于雄虫抱雌沟中。

3. 日本血吸虫尾蚴染色标本（图11-5）

显微镜下观察，尾蚴全长（280 ～ 360）μm×（60 ～ 95）μm，粉红色，由体部和尾部两部分构成，尾部细长，分为尾干和尾叉两部分，故名叉尾型尾蚴。体部前端有特化的头器，头器中央有头腺。体中后部可见腹吸盘。

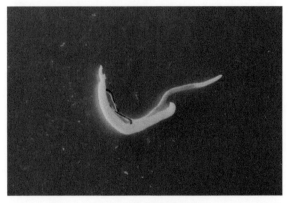

图 11-4　日本血吸虫雌雄合抱（×8）

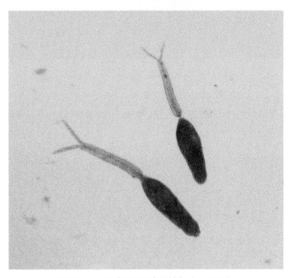

图 11-5　日本血吸虫尾蚴（×100）

4. 日本血吸虫肝脏病变大体标本（图 11-6）

由于血吸虫卵沉积于肝组织内，引起炎性细胞浸润和结缔组织增生，形成虫卵肉芽肿（egg granuloma），在肝脏表面可见许多灰白色粟米大小的结节。

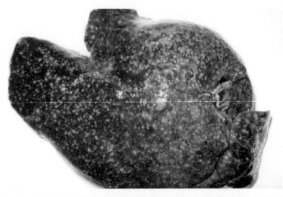

图 11-6　日本血吸虫卵沉积在家兔肝脏引起虫卵肉芽肿（肉眼观察）

5. 光壳钉螺、肋壳钉螺（图 11-7，图 11-8）

钉螺大多为长圆锥形，螺旋数为 5 ～ 10 个。观察时请注意两种钉螺及拟钉螺三者的个体大小，螺壳的厚薄及螺旋表面有无纵肋和螺口外侧缘有无唇嵴（表 11-1）。

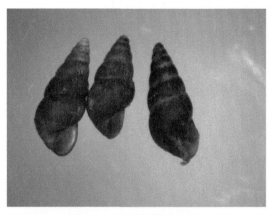

图 11-7　光壳钉螺（×8）

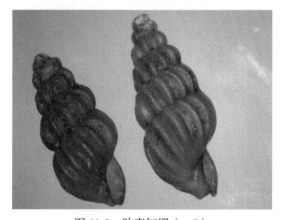

图 11-8　肋壳钉螺（×8）

表 11-1　光壳钉螺、肋壳钉螺、拟钉螺的区别

	光壳钉螺	肋壳钉壳	拟钉螺
成螺高度	6mm	8 ～ 10mm	< 5mm
壳厚薄	稍薄易碎	厚	薄易碎
体螺旋	明显膨大	明显膨大	膨大不明显
纵肋	无	有	无
唇嵴	无	有	无
栖息	水、陆	水、陆	水

二、观察标本

1. 日本血吸虫雄虫染色标本（图 11-9）

低倍镜下观察，虫体前端可见较发达的口吸盘（oral sucker），其后为腹吸盘（ventral

sucker），呈杯状凸起。腹吸盘后虫体两侧向腹面卷曲形成抱雌沟。消化系统开口于口吸盘中央，食道周围有食道腺，肠管在腹吸盘附近分为 2 支，向体后方延伸，约在体后 1/3 处又汇合为单一盲管至虫体末端。在腹吸盘的背后方有 5 ～ 8 个红染的睾丸，圆形或卵圆形，排列成串珠状，生殖孔开口于腹吸盘的后缘。

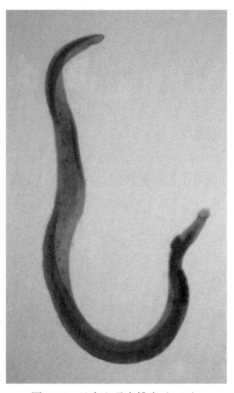

图 11-9　日本血吸虫雄虫（×8）

2. 日本血吸虫雌虫染色标本（图 11-10）

低倍镜下观察，虫体前端细，体后半部则较粗。虫体前端口吸盘、腹吸盘较小。体中部可见一长椭圆形、粉红色的卵巢，子宫位于虫体前端两肠支之间，内含虫卵，亦被染成粉红色。两肠支在卵巢后方汇合为单一盲管，延伸至体末端，肠管内含有宿主红细胞被消化后残留的色素，常使虫体呈灰褐色或黑色。卵巢后方的肠管周围可见排列成串的卵黄腺（vitelline gland）。

3. 雌雄合抱的日本血吸虫染色标本（图 11-11）

低倍镜下观察，可见雌虫有部分虫体位于雄虫的抱雌沟内，雌雄两虫的结构同时存在。

4. 日本血吸虫成熟虫卵（图 11-12）

低倍镜或高倍镜下观察，虫卵大小为（74 ～ 106）μm ×（55 ～ 80）μm，短椭圆形或近似圆形，淡黄色，卵壳薄且厚薄均匀，无卵盖，卵壳的一侧有一逗点状小棘（或称侧刺），通常位于卵的中横线与顶端之间，壳外常有宿主组织的残留物或粪渣而掩盖了小棘。卵内含有一个呈梨形或葫芦形的毛蚴，毛蚴与卵壳之间有大小不等的油滴状毛蚴头腺分泌物。

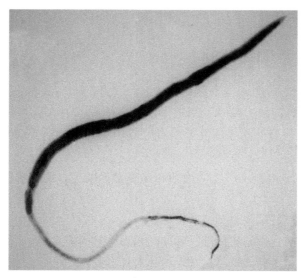

图 11-10　日本血吸虫雌虫（×8）

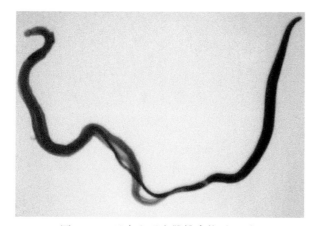

图 11-11　日本血吸虫雌雄合抱（×8）

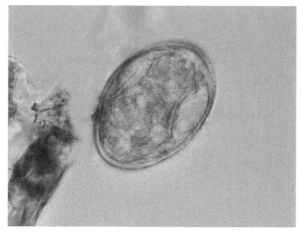

图 11-12　日本血吸虫成熟虫卵（×400）

【课堂练习】

绘日本血吸虫成熟虫卵，并简述形态特征。

【复习思考】

1. 日本血吸虫的发育经历了哪几个时期？其中哪几个时期致病？何期致病最严重？为什么？

2. 血吸虫病的实验诊断（病原学诊断和免疫学诊断）方法有哪些？目前对这些诊断方法的评价如何？

3. 我国血吸虫病流行区的类型及其特征是什么？

4. 为什么防治血吸虫病要采取综合性防治措施？其内容主要包括哪些？

5. 简述日本血吸虫虫卵肉芽肿对宿主机体有何利弊？

（李翠英）

第十二章　肝片形吸虫

（*Fasciola hepatica*）

肝片形吸虫为片形科的一种大型吸虫，主要寄生于牛、羊等家畜及其他哺乳动物的肝胆管内，偶尔寄生于人体，引起肝片形吸虫病（fascioliasis）。

【实验目的】

1. 掌握
肝片形吸虫成虫的形态结构。
2. 熟悉
肝片形吸虫病的病原学诊断方法。
3. 了解
椎实螺（Lymnaea）的外部形态。

【实验内容】

一、示教标本

1.肝片形吸虫成虫瓶装固定标本（图 12-1）

大型吸虫之一，成虫大小为（20 ～ 50）mm ×（8 ～ 13）mm，固定后呈灰白色，背腹扁平，柳树叶片形，前端突出，略似圆锥，称为头锥。头锥后虫体骤宽称为肩峰，之后虫体逐渐变窄。口吸盘较小，位于虫体顶端，腹吸盘略大，不及姜片虫的发达，位于虫体腹面头锥基部。

2.肝片形吸虫中间宿主椎实螺（图 12-2）

螺壳薄，黄棕色半透明，螺旋部短，宽圆锥形，体螺层膨大，壳口宽阔，卵圆形。

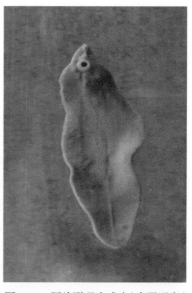

图 12-1　肝片形吸虫成虫（肉眼观察）

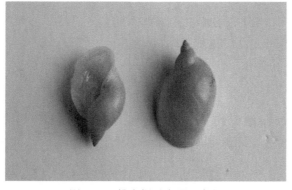

图 12-2　椎实螺（肉眼观察）

二、观察标本

肝片形吸虫成虫染色标本（图 12-3）

低倍镜或高倍镜观察，口吸盘位于虫体的前端，在头锥基部腹面有一腹吸盘。

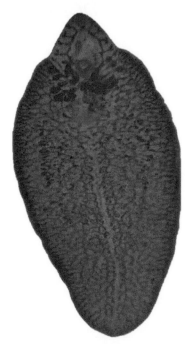

图 12-3　肝片形吸虫成虫（×8）

口孔位于口吸盘中央，下为咽部及短的食管，之后肠分左右两支，达虫体末端，每个肠支有许多树枝状分支，且以外侧分支多而长，末端均为盲端。

生殖系统极为发达，雌雄同体。两个高度分支的睾丸，前后排列于虫体的中后部，约占虫体面积的二分之一。睾丸前方的虫体中央有一明显的卵模，其右上方为一较小且呈鹿角状分支的卵巢。子宫管较短，盘曲在卵模与腹吸盘之间。卵黄腺分布于虫体两侧，自头锥基部直达体后端，由许多褐色的小滤泡组成。生殖孔位于腹吸盘前，相当于肠支分叉处。

【课堂练习】

1. 肝片形吸虫与布氏姜片吸虫成虫有哪些不同？
2. 叙述肝片形吸虫的生活史过程。

【复习思考】

1. 能引起人体肝胆系统疾病的吸虫有哪些？其感染阶段和致病阶段分别是什么？
2. 改变不良的饮食习惯能预防哪些吸虫的感染？

（李翠英）

第十三章　链状带绦虫
(*Taenia solium*)

链状带绦虫（猪带绦虫、猪肉绦虫、有钩绦虫）属圆叶目，成虫寄生于人的小肠，引起猪带绦虫病（taeniasis solium）；幼虫主要寄生于猪，也可寄生于人的皮下、肌肉、脑、眼等处，引起囊尾蚴病（囊虫病）（cysticercosis）。

【实验目的】

1. 掌握
链状带绦虫成虫的形态。
2. 掌握
猪囊尾蚴（cysticercus cellulosae）的形态。
3. 掌握
带绦虫卵的形态。
4. 熟悉
链状带绦虫病和囊虫病的病原学诊断方法。

【实验内容】

一、示教标本

1. 链状带绦虫成虫

（1）成虫瓶装固定标本（图 13-1）：虫体呈带状、乳白色、背腹扁平、分节，节片薄而透明，体长 2～4m。头节（scolex）细小，近似球形，直径 0.6～1mm。紧接头节的为颈部（neck），长 5～10mm，宽约为头节的一半。其后为链体（strobilus），由 700～1000 个节片（proglottids/segments）组成。接近颈部的节片为幼节（immature proglottid），较小，宽度大于长度；虫体中部为成熟节片（成节，mature proglottid），略呈方形；虫体后段为妊娠节片（孕节，gravid proglottid），较窄长，可见分支的子宫。这三种节片是逐渐发育形成的，无绝对分界线。

（2）成熟节片染色标本（图 13-2）：低倍镜观察，每一节片内都具有雌、雄性生殖器官各一套。雄性生殖器官：睾丸数百个、呈滤泡状，分布于节片背面，各发出一根输出管，输出管汇合成输精管，开口于生殖孔。生殖孔位于每一节片侧缘中部，不规则地分布于链体两侧。雌性生殖器官：在节片后中部有三叶椭圆形色较深的卵巢，左右两叶较大，中央叶较小。卵巢后方呈块状结构的是卵黄腺。节片中央有一棒状的子宫。阴道与输精管平行，开口于同一生殖孔。

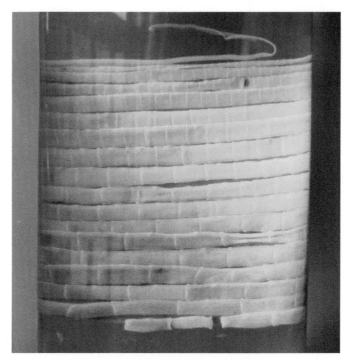

图 13-1　链状带绦虫成虫（肉眼观察）

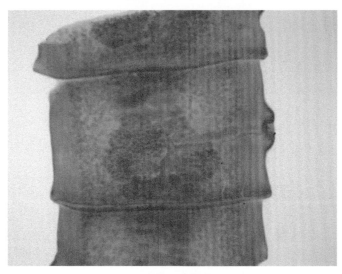

图 13-2　链状带绦虫成熟节片（×15）

2. 链状带绦虫幼虫

（1）猪囊尾蚴大体标本（图 13-3）：猪囊尾蚴约黄豆大小，（8～10）mm×5mm，为椭圆形，乳白色半透明的囊状物，囊内充满透明的液体，囊内米粒大小的乳白色点状结构为向内翻卷收缩的头节。

（2）猪囊尾蚴寄生于猪的肌肉大体标本（图 13-4）：猪的肌肉组织间隙中可见到大量的囊尾蚴。

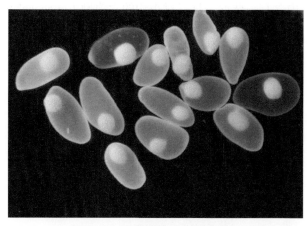

图 13-3　猪囊尾蚴（肉眼观察）

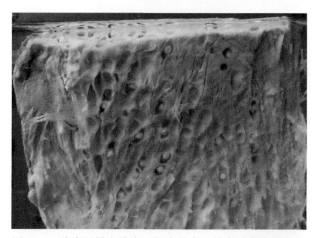

图 13-4　猪囊尾蚴在猪肉组织内的寄生状态（肉眼观察）

二、观察标本

1. 链状带绦虫妊娠节片染色标本（图 13-5）

用肉眼或放大镜或低倍镜观察，在妊娠节片内仅见到充满虫卵的子宫向两侧高度分支，每一侧子宫分支数为 7 ～ 13 支，其它生殖器官已退化。

2. 猪囊尾蚴压片染色标本（图 13-6）

囊尾蚴经压片后头节突破囊壁，可见头节呈球形，有四个杯状吸盘，中央有一可以伸缩的顶突，其上有内外两圈小钩。

3. 带绦虫卵（图 13-7）

圆叶目带科绦虫的虫卵形态相似，在光学显微镜下不易区别，统称带绦虫卵。呈圆球形或近似球形，直径 31 ～ 43μm，棕黄色，卵壳薄，易破裂脱落。卵壳已脱落的虫卵称不完整带绦虫卵，仅见较厚且具有

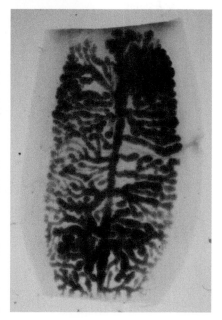

图 13-5　链状带绦虫妊娠节片（×10）

放射状条纹的胚膜，内含有一球形、具三对小钩的六钩蚴（onchosphere）。

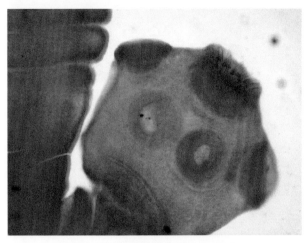

图 13-6　猪囊尾蚴头节（×100）

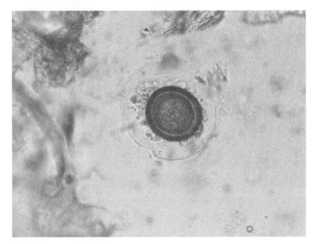

图 13-7　带绦虫卵（×400）

【课堂练习】

绘高倍镜下带绦虫卵形态图，并描述形态特征。

【复习思考】

1. 人是如何感染猪带绦虫病的？如何预防？
2. 为什么猪带绦虫病患者易患囊虫病？

（李翠英）

第十四章　肥胖带绦虫
（*Taenia saginata*）

肥胖带绦虫是绦虫纲圆叶目寄生虫，又称牛带绦虫、无钩绦虫或牛肉绦虫，成虫可寄生于人体的小肠，引起牛带绦虫病（taeniasis saginata）。

【实验目的】

1. 掌握

肥胖带绦虫成虫的形态结构。

2. 掌握

牛囊尾蚴的形态结构。

3. 熟悉

肥胖带绦虫所致疾病的实验诊断方法。

【实验内容】

一、示教标本

1. 肥胖带绦虫成虫瓶装标本（图 14-1）

成虫呈扁长带状，长 4～8m，颜色为乳白色、节片肥厚、不透明。虫体分节，整个虫体由 1000～2000 个节片组成。头节细小，直径为 1.5～2mm，紧接头节的是颈部，其后为较长的链体。链体由幼节、成节和孕节构成。

2. 牛囊尾蚴压片染色标本（图 14-2）

头节呈方形，其上有四个吸盘，无顶突和小钩，其形态结构和成虫的相似。

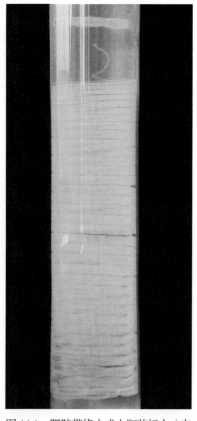

图 14-1　肥胖带绦虫成虫瓶装标本（肉眼观察）

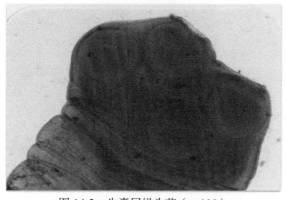

图 14-2　牛囊尾蚴头节（×100）

二、观察标本

1. 肥胖带绦虫成熟节片染色标本（图 14-3）

每一成节内均具有雌、雄性生殖器官各一套。雄性生殖器官包括睾丸 300 ~ 400 个、呈滤泡状，分布于节片背面，每个睾丸各发出一根输出管，输出管汇合成输精管开口于节片侧缘的生殖孔。雌性生殖器官：卵巢仅有左右两叶，没有中央小叶，卵黄腺位于卵巢后方。子宫呈棒状，阴道与输精管平行，开口于同一生殖孔。

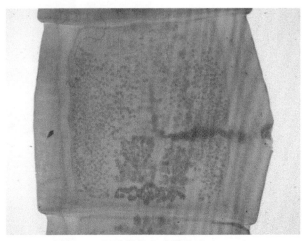

图 14-3　肥胖带绦虫成熟节片（× 10）

2. 肥胖带绦虫妊娠节片染色标本（图 14-4）

妊娠节片呈长方形，充满虫卵的子宫向两侧高度分支，孕节内子宫分支较整齐，子宫每侧的分支数为 15 ~ 30 支，每一支又继续分支，呈现不规则的树枝状，其它生殖器官已退化。

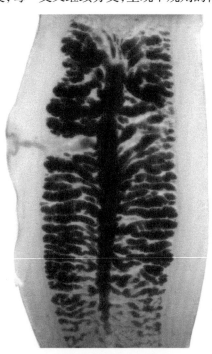

图 14-4　肥胖带绦虫妊娠节片（× 8）

3. 带绦虫卵形态

在光学显微镜下, 牛带绦虫虫卵与猪带绦虫虫卵在形态上难以区别, 统称带绦虫卵（见图 13-7）。

【课堂练习】

描述肥胖带绦虫成节、孕节的形态特征。

【复习思考】

1. 怎样鉴别猪带绦虫与牛带绦虫成虫?
2. 猪带绦虫与牛带绦虫对人体的危害哪种大?

（王卫群）

第十五章　细粒棘球绦虫
（*Echinococcus granulosus*）

细粒棘球绦虫隶属带科、棘球属，又称包生绦虫。成虫寄生于犬科类动物小肠，其幼虫称棘球蚴（hydatid cyst）或包虫，寄生于人或其他动物体内，引起棘球蚴病（echinococcosis）或称包虫病。

【实 验 目 的】

1. 掌握
棘球蚴的形态特征。
2. 熟悉
包虫病的病原学诊断方法。
3. 了解
细粒棘球绦虫成虫的形态特征。

【实 验 内 容】

一、示教标本

1. 细粒棘球绦虫成虫染色标本（图 15-1）

成虫体形细小，仅 2～7mm，除头节、颈部外，链体仅有幼节、成节和孕节各一节，偶或多一节。头节略呈球形，具有四个吸盘及顶突和小钩。

2. 棘球蚴（图 15-2）

棘球蚴为圆形囊状物，白色，大小因寄生的时间、部位以及宿主的不同而异，内含棘球蚴液和棘球蚴砂。

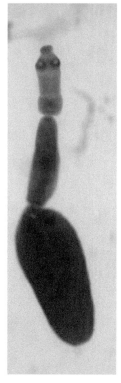

图 15-1　细粒棘球绦虫成虫（×40）

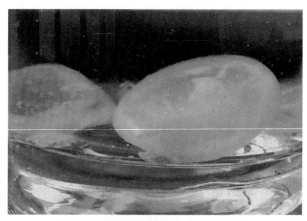

图 15-2　棘球蚴大体标本（肉眼观察）

二、观察标本

1. 棘球蚴砂染色标本（图 15-3）

棘球蚴砂包括游离于棘球蚴液中的原头蚴、生发囊、子囊及囊壁碎片。主要成分是原头蚴，呈椭圆形，具顶突、数十个小钩及四个吸盘，顶突通常缩入头节内。

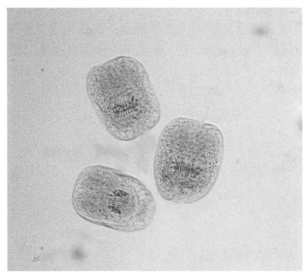

图 15-3　原头蚴（×400）

2. 虫卵

属带绦虫虫卵，与带科其他虫种的虫卵在光镜下难以区分（见图 13-7）。

【课堂练习】

绘高倍镜下的原头蚴形态图，并描述其形态特征。

【复习思考】

1. 何谓包虫病？
2. 造成棘球蚴病流行的因素有哪些？

（王卫群）

第十六章 曼氏迭宫绦虫
(*Spirometra mansoni*)

曼氏迭宫绦虫属绦虫纲，又称孟氏裂头绦虫，成虫主要寄生于猫科动物，偶可寄生于人体，中绦期裂头蚴（sparganum）可寄生于人体，引起曼氏裂头蚴病（sparganosis mansoni）。

【实验目的】

1. 掌握
曼氏迭宫绦虫卵的形态特征。
2. 熟悉
裂头蚴的形态特征。
3. 熟悉
曼氏裂头蚴病的病原学诊断方法。
4. 了解
曼氏迭宫绦虫成虫的形态。

【实验内容】

一、示教标本

1. 曼氏迭宫绦虫成虫瓶装标本〔图 16-1〕

成虫长约 1m，头节细小。节片约 1000 个，节片宽度大于长度。成节与孕节形态相似，每个节片内都有发育成熟的雌、雄性生殖器官各一套。圆形雄性生殖孔位于节片前部中央腹面；呈月牙形的雌性生殖孔，位于雄性生殖孔下方。

2. 裂头蚴固定标本〔图 16-2〕

呈长带状，乳白色，虫体细长，长 30～300mm，平均 40～60mm，头部膨大，头缩进时，顶端具凹陷，体表富有横纹，不分节，体内无组织器官分化，末端钝圆，裂头蚴有很强的伸缩能力。

二、观察标本

1. 曼氏迭宫绦虫卵〔图 16-3〕

呈椭圆形，两端稍尖，该卵大小（52～76）μm×（31～44）μm，浅灰褐色，卵壳较薄，一端有卵盖，卵内有一个卵细胞和多个卵黄细胞，注意与肺吸虫卵的区别。

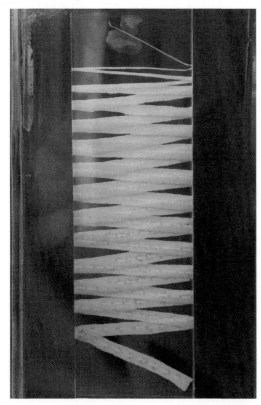

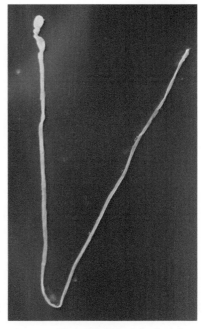

图 16-1　曼氏迭宫绦虫成虫瓶装标本（肉眼
　　　　观察）

图 16-2　曼氏裂头蚴固定标本（肉眼
　　　　观察）

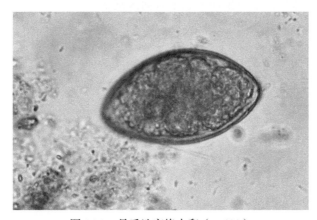

图 16-3　曼氏迭宫绦虫卵（×400）

2. 曼氏迭宫绦虫成节染色标本（图 16-4）

成节和孕节均具有发育成熟的雌雄性生殖器官各一套，结构基本相似。睾丸有 320 ～ 540 个，呈小泡状散布于节片的深层实质组织中，由睾丸发出的输出管在节片中央汇合成输精管，向前膨大为贮精囊，阴茎通向位于节片腹面前部中央的圆形雄性生殖孔。卵巢分两叶，位于节片后部，输卵管短，下接子宫，子宫有 3 ～ 4 个或 7 ～ 8 个螺旋状盘曲，顶窄底宽，呈发髻状，其顶部开口为子宫孔，位于雌性生殖孔之后。卵黄腺呈滤泡状，分散于节片两侧近腹面。

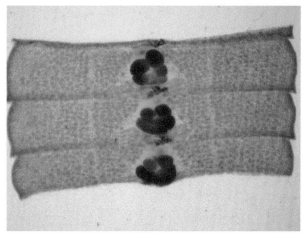

图 16-4　曼氏迭宫绦虫成节（×10）

【课堂练习】

绘高倍镜下的曼氏迭宫绦虫虫卵形态图，并描述其形态特征。

【复习思考】

1. 曼氏迭宫绦虫卵与并殖吸虫卵形态上有何区别？
2. 人是如何感染裂头蚴病的？

（王卫群）

第十七章　似蚓蛔线虫

（*Ascaris lumbricoides*）

似蚓蛔线虫是线虫纲寄生虫，俗称蛔虫（round worm）。成虫主要寄生于人体小肠内，可引起蛔虫病（ascariasis）。

【实 验 目 的】

1. 掌握

蛔虫成虫的形态。

2. 掌握

受精蛔虫卵（fertilized egg）和未受精蛔虫卵（unfertilized egg）的形态特征。

3. 熟悉

蛔虫病的病原学诊断方法。

4. 了解

蛔虫成虫的解剖形态。

【实 验 内 容】

一、示教标本

1. 蛔虫成虫大体标本（图 17-1）

虫体呈长圆柱形，外形似蚯蚓。雌虫大小为（20～35）cm×（0.3～0.6）cm，雄虫大小为（15～31）cm×（0.2～0.4）cm。通常雌虫体型较雄虫大，且雌雄虫尾端形态不一致：雌虫尾端平直；雄虫尾端向腹面卷曲，尾端上有一对镰刀状的交合刺。活体时，虫体呈淡粉色或微黄色，死后或经固定后呈灰白色。虫体中间稍膨大，两端逐渐变细，头端稍钝圆，尾端稍细。肉眼观察可见虫体体表有很多细环形的横纹，还可看到虫体两侧各有一条纵行的白色侧线。虫体前端有口孔，低倍镜观察可见口周有 3 个呈"品"字形排列的唇瓣，在唇瓣的内缘有很多细齿。

2. 蛔虫成虫解剖标本

雌虫（图 17-2）生殖器官为双管型，两套生殖器官盘绕在虫体后 2/3 部分，肉眼可见雌虫生殖器官主要由卵巢、输卵管、子宫和阴道等组成。

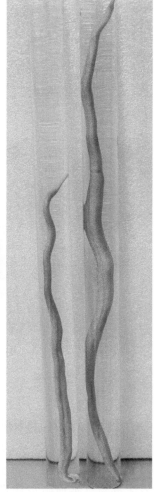

图 17-1　蛔虫成虫大体标本
（肉眼观察）

雄虫（图 17-3）生殖器官为单管型，盘绕在虫体后 1/2 部分，肉眼可见雄虫生殖器官主要由睾丸、输精管、贮精囊和射精管等组成。

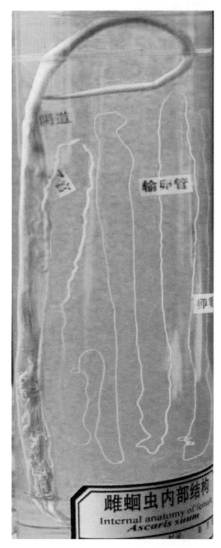
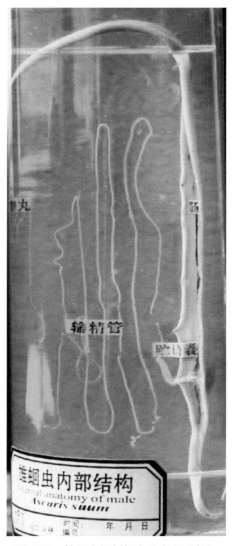

图 17-2 雌蛔虫解剖标本（肉眼观察）　　图 17-3 雄蛔虫解剖标本（肉眼观察）

3.蛔虫性肠梗阻大体标本（图 17-4）

肉眼可见肠腔内大量蛔虫扭结成团，导致肠腔堵塞。

二、观察标本

1.受精蛔虫卵（图 17-5）

低倍镜或高倍镜下观察，受精蛔虫卵呈短椭圆形，大小为（45～75）μm×（35～50）μm，多呈棕黄色。卵壳较厚，壳外常覆有一层由雌虫子宫壁分泌的波浪状的蛋白质膜（易被胆汁着色而使整个虫卵呈棕黄色）。有些受精蛔虫卵的蛋白质膜已脱落，需注意与日本血吸虫卵进行鉴别。卵内常可观察到一个大而圆、未分裂的卵细胞，卵细胞与卵壳两端之间有新月形间隙。如果虫卵在外界置留时间过长，卵细胞分裂为多个时，新月形间隙消失，虫卵发育到一定程度时，还可观察到卵内的卵细胞已发育为一条幼虫。

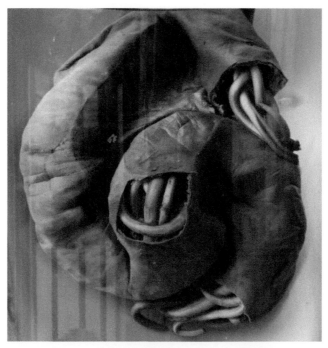

图 17-4　蛔虫性肠梗阻大体标本（肉眼观察）

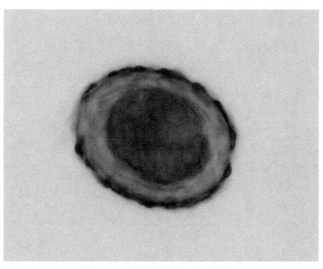

图 17-5　受精蛔虫卵（×400）

2. 未受精蛔虫卵（图 17-6）

　　低倍镜或高倍镜下观察，未受精蛔虫卵较狭长，呈长椭圆形，大小为（88～94）μm×（39～44）μm，棕黄色，卵壳及蛋白质膜较受精卵薄，卵内含有许多大小不等具有折光性的颗粒。

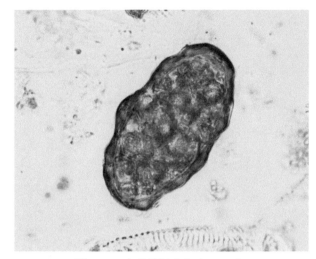

图 17-6　未受精蛔虫卵（×400）

【课堂练习】

绘高倍镜下受精和未受精蛔虫卵形态图，并描述其形态特征。

【复习思考】

1. 脱蛋白质膜的蛔虫卵易与哪些蠕虫卵相混淆？
2. 蛔虫寄生能够引起哪些并发症？最常见的是哪种？

（王丽明）

第十八章　十二指肠钩口线虫、
（*Ancylostoma duodenale*）
美洲板口线虫
（*Necator americanus*）

钩虫（hookworm）是线虫纲寄生虫，能够寄生于人体的钩虫主要有两种：十二指肠钩口线虫（简称十二指肠钩虫）和美洲板口线虫（简称美洲钩虫）。钩虫主要寄生于人体小肠，可引起钩虫病（hookworm disease）。

【实验目的】

1. 掌握
两种钩虫成虫的形态鉴别。
2. 掌握
两种钩虫口囊（mouth capsule）、交合伞（copulatory bursa）的形态鉴别。
3. 掌握
钩虫卵的形态结构。
4. 熟悉
钩虫病的病原学诊断方法。

【实验内容】

一、示教标本

1. 钩虫成虫大体标本（图 18-1，图 18-2）
虫体细长，长约 1cm，虫体存活状态时为淡红色、半透明，死亡后呈灰白色。
十二指肠钩虫前端与尾端均向背面弯曲，体形略呈"C"形，美洲钩虫前端向背面弯曲，尾端向腹面弯曲，体形略呈"S"形。雌虫较雄虫略长，尾端尖细；雄虫较小，尾端膨大形成膜质的交合伞。
2. 钩虫口囊（图 18-3，图 18-4）
低倍镜或高倍镜下观察，口囊呈圆形或椭圆形。十二指肠钩虫口囊靠腹面两侧可见两对钩齿（hook teeth），美洲钩虫口囊靠腹面两侧只有一对半月形板齿（cutting plate teeth）。

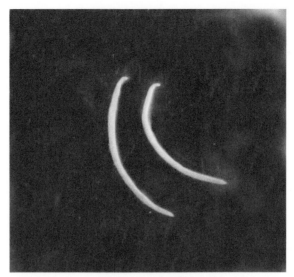

图 18-1 十二指肠钩虫成虫固定标本（×8）

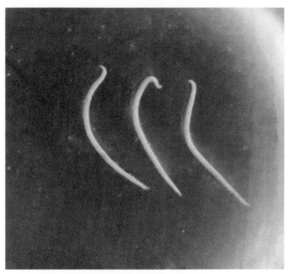

图 18-2 美洲钩虫成虫固定标本（×8）

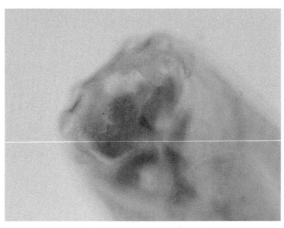

图 18-3 十二指肠钩虫口囊（×400）

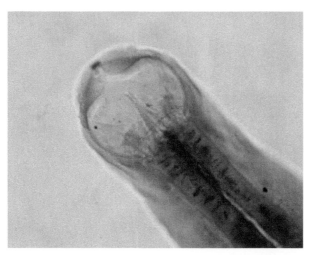

图 18-4　美洲钩虫口囊（×400）

3. 交合伞（图 18-5，图 18-6，图 18-7，图 18-8）

低倍镜或高倍镜下观察，十二指肠钩虫交合伞略呈圆形，背辐肋（dorsal rays）由远端分为两支，每支又分为三小支。美洲钩虫的交合伞似扇形，背辐肋由基部分为两支，每支远端又分为两小支。

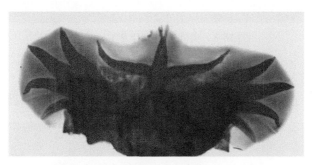

图 18-5　十二指肠钩虫交合伞（×100）

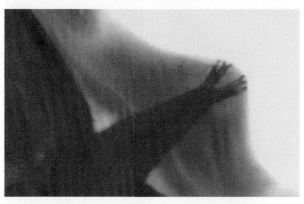

图 18-6　十二指肠钩虫交合伞（×400）

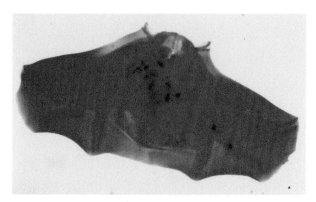

图 18-7　美洲钩虫交合伞（×100）

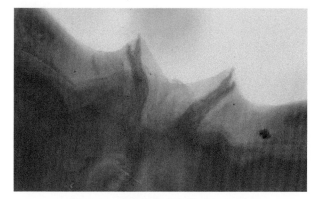

图 18-8　美洲钩虫交合伞（×400）

4. 钩虫寄生于宿主肠内的大体标本（图 18-9）

肉眼观察可见，在终宿主肠壁上有很多钩虫利用口囊咬附在肠黏膜上。

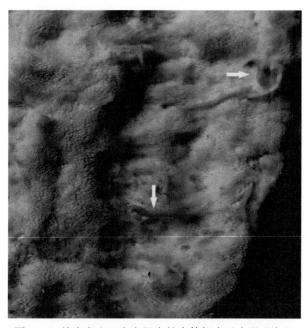

图 18-9　钩虫寄生于宿主肠内的大体标本（肉眼观察）

二、观察标本

钩虫卵（图 18-10）

低倍镜或高倍镜下观察，十二指肠钩虫卵与美洲钩虫卵在光学显微镜下无明显差异，虫卵呈椭圆形，大小为（56～76）μm×（36～40）μm，虫卵无色透明，卵壳非常薄。随粪便排出的钩虫卵，内含 2～8 个分裂的卵细胞，卵细胞与卵壳之间间隙明显，称为透亮区。粪便搁置过久，卵内细胞可继续分裂为多个细胞（称桑椹期）甚或发育为幼虫胚胎（称胚胎期卵）。

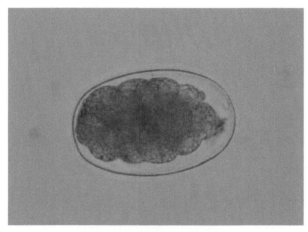

图 18-10　钩虫卵（×400）

【课堂练习】

绘高倍镜下钩虫卵形态图，并描述其形态特征。

【复习思考】

1. 钩虫病的病原学检查方法有哪些，各有什么优缺点？
2. 何谓钩蚴性皮炎？
3. 比较蛔虫与钩虫生活史的异同。

（王丽明）

第十九章　毛首鞭形线虫
(*Trichuris trichiura*)

毛首鞭形线虫是线虫纲寄生虫，简称鞭虫（whipworm）。成虫主要寄生于人体盲肠，引起鞭虫病（trichuriasis）。

【实　验　目　的】

1. 掌握
鞭虫成虫的形态。
2. 掌握
鞭虫卵的形态结构。
3. 熟悉
鞭虫病的病原学诊断方法。

【实　验　内　容】

一、示教标本

鞭虫成虫大体标本（图 19-1）

肉眼或放大镜下观察，虫体呈鞭状，雌虫体形稍大于雄虫，雌虫长约 35 ～ 50mm，雄虫长约 30 ～ 45mm。鞭虫前段细长，约占虫体体长的 3/5，后段短粗，约占虫体体长的 2/5。雌虫尾部平直，末端钝圆，雄虫尾部向腹面卷曲。

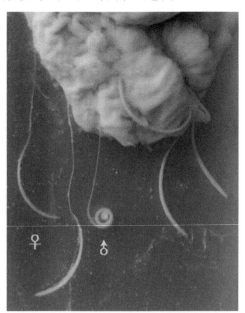

图 19-1　鞭虫成虫固定标本（肉眼观察）

二、观察标本

鞭虫卵（图 19-2）

低倍镜或高倍镜下观察，虫卵呈纺锤形或橄榄形，大小为（50～54）μm×（22～23）μm，虫卵易被胆汁染成黄褐色，卵壳较厚，两端各有一个透明塞状突起（opercular plug），卵内通常含有一个未分裂的卵细胞。

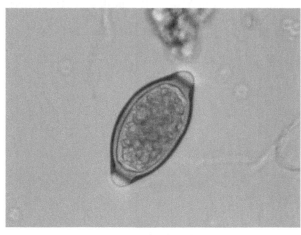

图 19-2　鞭虫卵（×400）

【课堂练习】

绘高倍镜下鞭虫卵形态图，并描述其形态特征。

【复习思考】

如何确诊鞭虫病患者？

（王丽明）

第二十章 蠕形住肠线虫
（*Enterobius vermicularis*）

蠕形住肠线虫简称蛲虫，是线虫纲寄生虫。成虫寄生于人体的回盲部，引起蛲虫病（enterobiasis）。

【实验目的】

1. 掌握
蛲虫卵的形态特征。
2. 熟悉
蛲虫病的病原学诊断方法。
3. 了解
蛲虫成虫的形态特征。

【实验内容】

示教标本

1. 蛲虫卵（图 20-1）

显微镜下观察，无色透明，卵壳厚，一侧较平，另一侧隆起，呈不对称椭圆形或肾形。虫卵的大小为（50～60）μm×（20～30）μm。刚排出的虫卵内含有一蝌蚪期胚胎。在外界环境中，蝌蚪期胚胎很快发育为幼虫，经过一次蜕皮后发育成为感染期虫卵。观察虫卵时注意调节光线不宜太强。

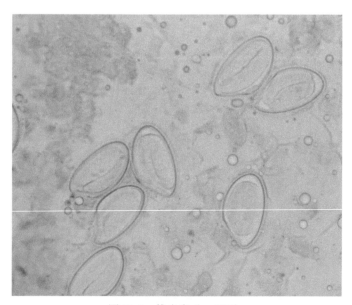

图 20-1 蛲虫卵（×400）

2. 蛲虫雌虫标本（图 20-2）

　　肉眼观察，雌虫体细小似线头，乳白色。虫体较长，为 8～13mm，体中部因含有充盈虫卵的子宫而膨大，尾端直而尖细。雄虫较短，为 2～5mm，尾端向腹面卷曲。

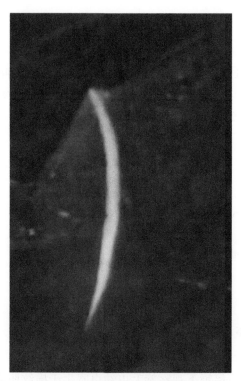

图 20-2　蛲虫雌虫（肉眼观察）

【课堂练习】

　　绘蛲虫卵的形态图，标注结构并描述形态特征。

【复习思考】

1. 为什么诊断蛲虫病不取粪便检查？
2. 为什么蛲虫病易反复感染？

（陈　熙）

第二十一章　旋毛形线虫
（*Trichinella spiralis*）

旋毛形线虫简称旋毛虫，可感染猪、鼠、熊等150多种哺乳动物和人。成虫寄生在宿主小肠内，幼虫则寄生在同一宿主的横纹肌细胞内，形成囊包，其引起的旋毛虫病（trichinelliasis）是一种危害严重的食源性人兽共患寄生虫病。

【实验目的】

1. 掌握

旋毛虫幼虫囊包（larva cyst）的形态结构。

2. 熟悉

旋毛虫病的病原学诊断方法。

【实验内容】

观察标本

旋毛虫幼虫囊包染色标本（图 21-1）

低倍或高倍镜下观察旋毛虫幼虫寄生于横纹肌的压片染色标本。囊包呈梭形，纵轴与横纹肌纤维走向一致。幼虫囊包的大小为（0.25～0.5）mm×（0.21～0.42）mm。囊壁由成肌细胞退变及增生的纤维结缔组织形成。旋毛虫幼虫卷曲在囊包中。1 个囊包中通常有 1～2 条幼虫。

图 21-1　旋毛虫幼虫囊包（×100）

【课堂练习】

绘旋毛虫幼虫囊包的形态图，并描述形态特征。

【复习思考】

1. 人感染旋毛虫后，对人体造成哪些危害，可出现哪些临床症状？

2. 如何诊断旋毛虫病？

（陈　熙）

第二十二章　丝　　虫

（Filaria）

丝虫是一类由吸血节肢动物传播的寄生性线虫。成虫寄生于人或脊椎动物的组织器官内，引起丝虫病（filariasis）。其中由班氏吴策线虫（*Wuchereria bancrofti*）、马来布鲁线虫（*Brugia malayi*）和旋盘尾丝虫（*Onchocerca volvulus*）所致的丝虫病对人体健康危害最为严重。我国仅有班氏丝虫病和马来丝虫病流行。班氏丝虫和马来丝虫成虫均寄生于淋巴系统，引起淋巴丝虫病（lymphatic filariasis）。

【实验目的】

1. 掌握

班氏微丝蚴（microfilaria of *Wuchereria bancrofti*）和马来微丝蚴（microfilaria of *Brugia malayi*）的形态结构特点。

2. 熟悉

丝虫病的实验诊断方法。

【实验内容】

观察标本

1. 班氏微丝蚴染色标本（图 22-1）

标本为丝虫病患者血液厚血膜涂片，经过染色封片制成。先用低倍镜观察，微丝蚴经染色后为紫蓝色，细小弯曲，呈线状。在高倍镜下观察，班氏微丝蚴体呈丝状，前端钝圆，尾端尖细，体外被有鞘膜，鞘膜长于虫体前端及后端，尤以前端更明显。

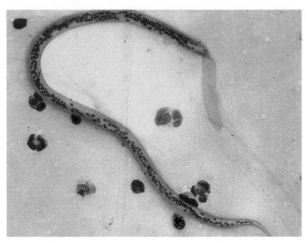

图 22-1　班氏微丝蚴（×400）

虫体体态弯曲柔和，有大弯，无小弯。体内有很多圆形的体核，体核大小均匀、排列疏松、相互分离，核与核之间染色较浅。头端无核区称为头间隙，班氏微丝蚴头间隙较短，长宽比为 1 ：1。尾端较尖细，无尾核。

2. 马来微丝蚴染色标本（图 22-2）

基本形态结构与班氏微丝蚴相似，但虫体体态弯曲僵硬，大弯中有小弯。体内有很多椭圆形的体核，体核大小不均、排列紧致、相互重叠、不易分清。头间隙较长，长宽比为 2 ：1。尾端有 2 个尾核，前后排列，尾核处略膨大。

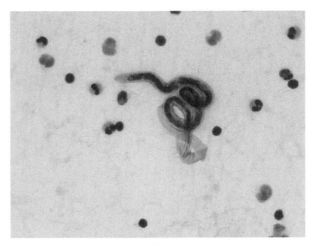

图 22-2　马来微丝蚴（×400）

【课 堂 练 习】

绘班氏微丝蚴和马来微丝蚴的形态图，标注结构并描述形态特征。

【复 习 思 考】

1. 丝虫病的诊断方法有哪些？进行病原学诊断时需注意什么？

2. 简述丝虫病的危害。

（陈　熙）

第二十三章　广州管圆线虫

（*Angiostrongylus cantonensis*）

广州管圆线虫是线虫纲寄生虫，其第三期幼虫为感染期幼虫。幼虫在人体移行，较常侵犯中枢神经系统，主要引起嗜酸性粒细胞增多性脑膜脑炎或脑膜炎。

【实验目的】

1. 掌握
广州管圆线虫第三期幼虫的形态。
2. 熟悉
广州管圆线虫成虫的形态特征。
3. 了解
广州管圆线虫病的实验诊断方法。
4. 了解
中间宿主的形态。

【实验内容】

一、示教标本

1. 广州管圆线虫成虫封片染色标本（图 23-1）

成虫为线状，表皮光滑，体表具有微细环状横纹，缺口囊。雌虫长 20 ～ 40mm，头端钝圆，尾端呈斜锥形。雄虫长 15 ～ 20mm，头端尖细，虫体后部向腹侧弯曲，尾端尖锐。

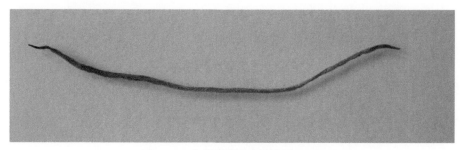

图 23-1　广州管圆线虫雌虫（×8）

2. 中间宿主

（1）褐云玛瑙螺（图 23-2）：通常体长 7 ～ 8cm，壳质稍厚，有光泽。螺层为 7 ～ 9 个，螺旋部呈圆锥形。体螺层膨大，壳面为黄或深黄底色，带有焦褐色雾状花纹。

（2）福寿螺（图 23-3）：多呈黄褐色或深褐色，短而圆，大且薄，壳右旋，有 4 ～ 5 个螺层。

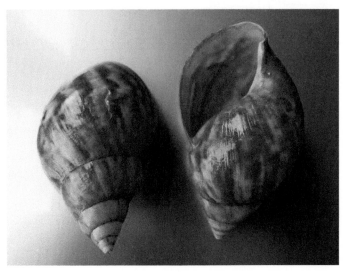

图 23-2　褐云玛瑙螺（肉眼观察）

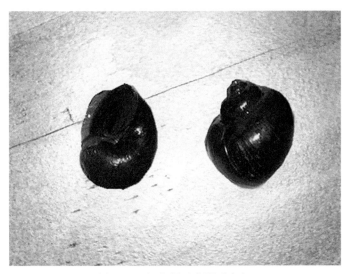

图 23-3　福寿螺（肉眼观察）

二、观察标本

第三期幼虫（图 23-4）

为感染期幼虫，外形呈细杆状，大小为（0.46 ～ 0.52）mm ×（0.02 ～ 0.03）mm，虫体无色透明，体表具有 2 层外鞘。头端稍圆，尾部顶端骤变尖细，食道约为虫体长度的 1/2，可见排泄孔、肛孔及生殖原基。

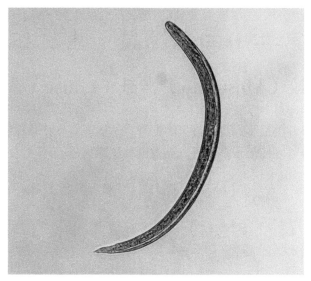

图 23-4　广州管圆线虫第三期幼虫（×100）

【课堂练习】

描述广州管圆线虫第三期幼虫形态特征。

【复习思考】

1. 人是如何感染广州管圆线虫的？广州管圆线虫病（angiostrongyliasis）有何临床表现？如何确诊？

2. 如何防治广州管圆线虫病？

（马　佳）

第二十四章　昆　虫　纲

蝇（Fly）、蚊（Mosquito）、虱（Louse）、蚤（Fleas）

昆虫纲是动物界种类最多、数量最大的类群，也是医学节肢动物最重要的组成部分。如蝇、蚊、虱、蚤等可以传播很多危害人类健康的虫媒病。

【实验目的】

1. 掌握
蝇的结构与传播疾病的关系。

2. 掌握
三属蚊各期的主要鉴别要点。

3. 掌握
人虱（*Pediculus humanus*）的形态特征。

4. 熟悉
蝇的发育过程及生活史各期的一般形态特征。

5. 熟悉
蚊的发育过程及生活史各期的基本形态特征。

6. 了解
虱的基本形态特征，虱的分类。

7. 了解
蚤的形态及分类依据。

【实验内容】

一、示教标本

1. 蝇生活史属完全变态

各期形态：蝇卵（乳白色，卵圆形或香蕉状）（图 24-1）→蝇幼虫（蛆）（maggot）（乳白色，头尖尾钝，圆柱形）（图 24-2）→蛹（pupa）（棕褐色至黑色）（图 24-3）→成虫（图 24-4）。

2. 成蝇（针插标本）（放大镜观察）（图 24-4）

成蝇体长 4 ～ 14mm，呈灰黑、黄褐等色，有些会带有蓝绿、青、紫等色的金属光泽。

（1）头部：近似半球形，有一对较大的复眼，头顶有 3 个排成三角形的单眼。

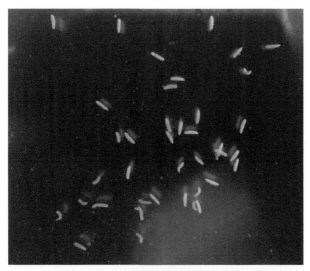

图 24-1 蝇卵（肉眼观察）

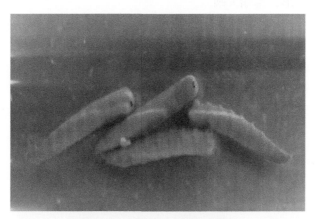

图 24-2 蝇幼虫（肉眼观察）

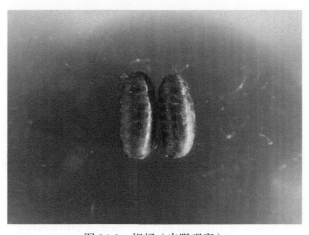

图 24-3 蝇蛹（肉眼观察）

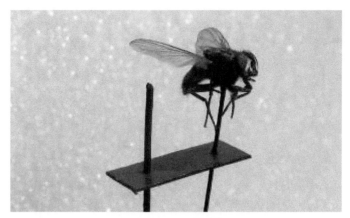

图 24-4　成蝇（肉眼观察）

（2）胸部：前、后胸已退化，中胸特别发达。前翅 1 对，有 6 条不分支的纵脉。3 对足，多毛。

（3）腹部：圆筒形，末端尖圆。

雌雄成蝇区别：一般雌蝇的两复眼（compound eyes）间距离较宽，雄蝇的两复眼间距离较窄。

3. 蚊生活史属完全变态

有卵（图 24-5）、幼虫、蛹和成虫四个时期。

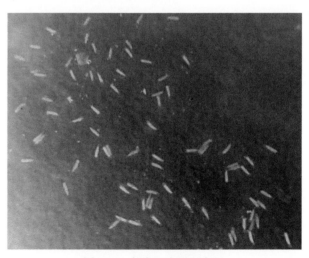

图 24-5　蚊卵（肉眼观察）

4. 成蚊（针插标本）（放大镜观察）

属小型昆虫，多数蚊体长在 5 ～ 15mm，体细长，呈灰褐色、棕褐色或黑色。体分为头、胸、腹三部分。

（1）头部：似球形，两侧有一对复眼、一对触角（antennae）和一对触须。头的前下方有一向前伸出的刺吸式口器（mouth part）（喙）（proboscis）。雌蚊、雄蚊的区别视触角上轮毛的长短与密度而定。雄蚊轮毛长而密，雌蚊轮毛短而疏。

（2）胸部：由前胸、中胸、后胸三节组成。每节有一对足，分别称为前足、中足、后足。足细长，有鳞片形成的黑白斑点和环纹，是分类特征之一；中胸发达，有一对翅，翅窄长，具有翅脉和鳞片，鳞片组成呈现的黑白斑点是蚊分类的重要依据。

（3）腹部：由 11 节组成，第 1 节不易见，2～8 节明显可见。

（4）三属蚊成蚊的区别：

1）按蚊（*Anopheles*）：体灰褐色，翅上大多具黑白斑（图 24-6）。

2）库蚊（*Culex*）：体黄褐色，翅上大多无黑白斑（图 24-7）。

3）伊蚊（*Aedes*）：体大多为黑色，身有白斑，翅上无黑白斑（图 24-8）。

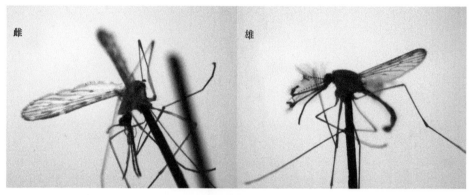

图 24-6　按蚊成蚊（肉眼观察）

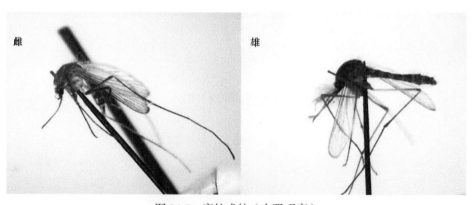

图 24-7　库蚊成蚊（肉眼观察）

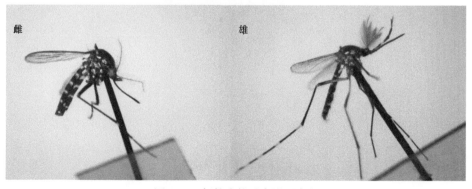

图 24-8　伊蚊成蚊（肉眼观察）

5. 人虱（*P.humanus*）（图 24-9）

体呈狭长状，雌虫体长 2.5～4.2mm，雄虫稍小。

（1）头部：较小，似菱形，眼有一个小眼面。

（2）胸部：有 3 节，融合在一起，前部稍窄，中胸背面两侧有气门 1 对。

（3）腹部：成虫背腹扁平，腹部第 1、2 节融合。足较粗壮，3 对足大小相似，各足末端有一弯曲的爪。

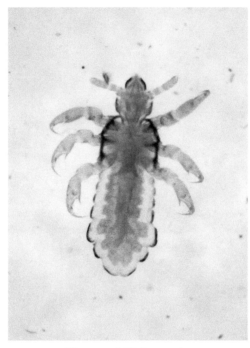

图 24-9　人虱（×100）

6. 蚤（图 24-10）

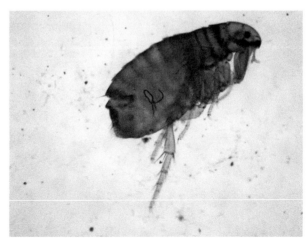

图 24-10　蚤（×100）

成虫体长为 3mm，两侧扁平，呈棕黄色至深褐色。

（1）头部：略似三角形，触角分3节，因种而异，有的种类已经完全退化。

（2）胸部：分为3节，每节由1块背板、1块腹板和2块侧板构成。

（3）腹部：前7节为正常腹节，每节由背板和腹板组成，第7节背板后缘两侧各有一组臀前鬃，其后方为臀板（pygidium），臀板为感觉器官，略呈圆形，板上有若干杯状凹陷。雌蚤腹部末端钝圆。足3对，长而发达。

二、观察标本

1. 家蝇（*Musca domestica*）头封片标本（图24-11）

在低倍镜下可见复眼一对（由很多对六角形单眼组成）。头顶有单眼（ocelli）三个，成倒"品"字形排列。触角一对，位于两复眼中下方，各由三节组成，第三节基部外侧有1根触角芒（arista）。家蝇口器（喙）（图24-12）为舐吸式，由基喙（rostrum）、中喙（haustellum）和一对唇瓣（labella）组成，基喙漏斗状，近下端前面两侧有一对触须（palp）。唇瓣很发达，由对称排列的凹沟（似气管样结构）组成。

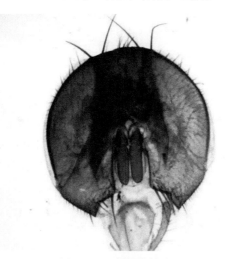

图24-11 家蝇头封片（×100）

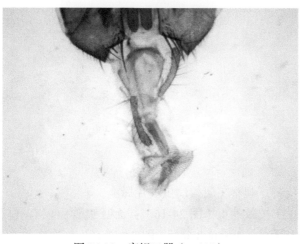

图24-12 家蝇口器（×400）

2. 蝇足封片标本（图 24-13）

蝇足多毛，末端有爪（claw）和爪垫（pulvilli）各一对，爪垫上有细毛，并能分泌黏液，以利于在光滑面上爬行，可携带病原体，两爪垫间有爪间突（empodium）。

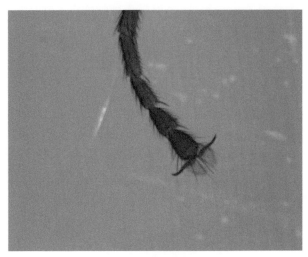

图 24-13　蝇足封片标本（×50）

3. 蝇幼虫封片标本

低倍镜下可见经制片后的幼虫仅留虫体外皮、头咽骨及后气门。头咽骨（图 24-14）位于虫体前端，一对黑色小钩，称口钩。后端有一对后气门（stigma）（图 24-15），由气门环、气门裂和钮孔组成。其形态因蝇种不同而异，是分类的依据。

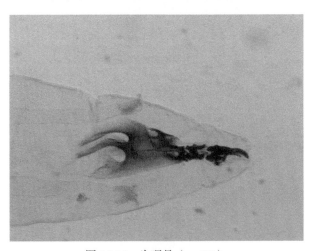

图 24-14　头咽骨（×400）

4. 蚊幼虫封片标本

低倍镜下观察三属蚊幼虫玻片标本。

（1）按蚊幼虫（图 24-16）：无呼吸管，仅有气门，各腹节背面两侧均有掌状毛（palmate hair）（图 24-17）。

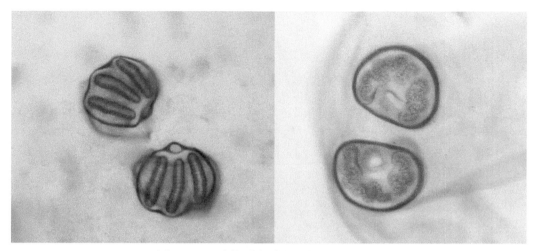

图 24-15 不同蝇种的幼虫后气门（×100）

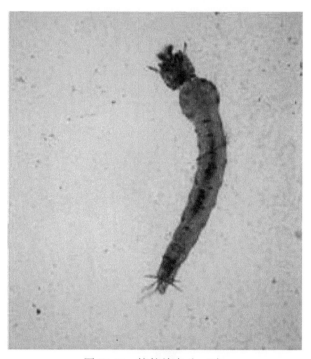

图 24-16 按蚊幼虫（×8）

（2）库蚊幼虫（图 24-18）：呼吸管（siphon）细而长，呼吸管毛数对，无掌状毛。

（3）伊蚊幼虫（图 24-19）：呼吸管粗而短，呼吸管毛一对，无掌状毛。

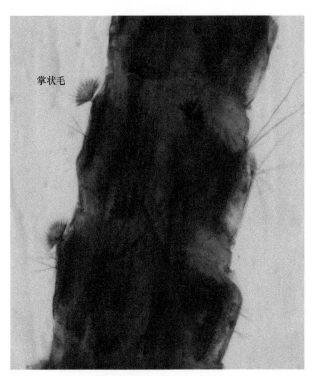

掌状毛

图 24-17　掌状毛（×40）

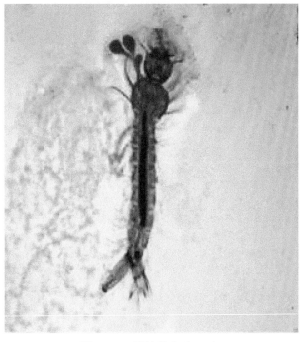

图 24-18　库蚊幼虫（×8）

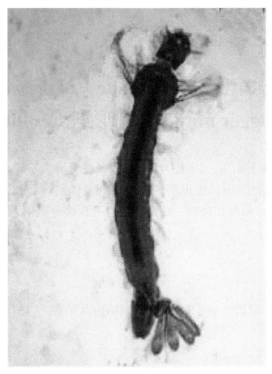

图 24-19　伊蚊幼虫（×8）

【课堂练习】

绘蝇幼虫后气门形态图，标注各结构名称，并描述其形态特征。

【复习思考】

1. 蝇的传病方式有哪些？
2. 蝇有哪些主要的形态结构和生态习性与传病有关系？
3. 三属蚊各传播哪些重要疾病？
4. 蚊有哪些主要的生态习性？
5. 描述人虱的寄生部位与散播方式。
6. 蚤会传播哪些疾病？

（马　佳）

第二十五章　蛛　形　纲

蜱（Tick）、革螨（Gamasid mite）、疥螨（Itch mite）、恙螨（Chigger mite）、蠕形螨（Follicle mite）

蛛形纲是节肢动物门下的一个纲，其中以蜱螨亚纲最为重要，可通过叮刺、毒螯、吸血等方式直接危害人类健康，更重要的是很多蜱螨如硬蜱、软蜱、革螨、恙螨等可以贮存和传播多种病原体；另外如疥螨、蠕形螨等也可直接寄生于人体，对人体造成伤害。

【实验目的】

1. 掌握
硬蜱（hard tick）、软蜱（soft tick）的形态结构及鉴别。

2. 掌握
恙螨幼虫的形态特征。

3. 熟悉
蠕形螨的形态及检查方法，两种蠕形螨的鉴别。

4. 熟悉
疥螨的形态。

5. 了解
革螨的形态。

【实验内容】

一、示教标本

1. 硬蜱固定标本（图 25-1）
虫体呈卵圆形，从背面能看到躯体（idiosoma）前端的颚体（gnathosoma），背部具有一块盾板（scutum），故称硬蜱。盾板的大小是区分雌、雄的标志。

2. 软蜱的固定标本（图 25-2）
从背面不能看到颚体、躯体无盾板，故称软蜱。

3. 硬蜱封片标本（图 25-3，图 25-4）
解剖镜下，虫体椭圆形，体长 2 ～ 10mm；饱食后可达 30mm。由颚体和躯体组成。颚体由颚基、螯肢（chelicera）、口下板（hypostome）和须肢（pedipalp）构成，螯肢分为杆及趾。口下板具倒齿，须肢分四节。躯体两侧对称，背面有盾板。雄蜱盾板覆盖着整个躯体；而雌蜱的盾板仅覆盖背面的前部；成虫有四对足。腹面观可见气门 1 对，位于第Ⅳ对足的后外侧。

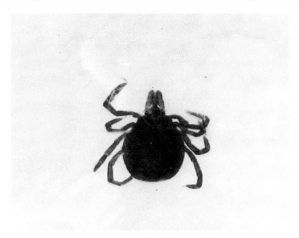

图 25-1 硬蜱（肉眼观察）

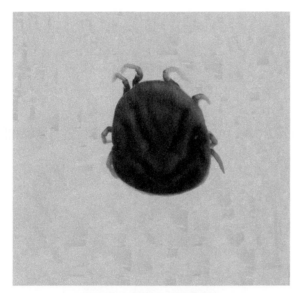

图 25-2 软蜱（肉眼观察）

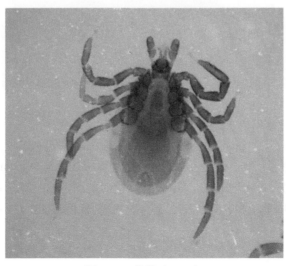

图 25-3 雄蜱（×20）

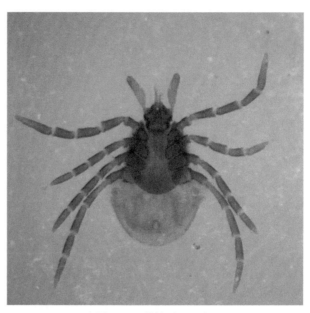

图 25-4 雌蜱（×20）

4. 软蜱封片标本（图 25-5）

解剖镜下，软蜱的颚体小，位于躯体前方腹面，其构造与硬蜱相同。

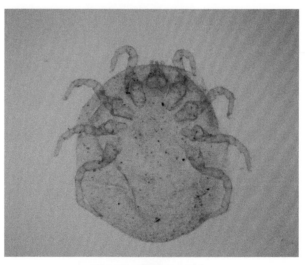

图 25-5 软蜱（×20）

5. 地理纤恙螨（*Leptotrombidium deliense*）幼虫标本（图 25-6）

幼虫呈椭圆形，刚孵出时体长约 0.2mm，饱食后可达 0.5 ～ 1.0mm。颚体位于躯体的前端，由须肢及螯肢各一对组成。3 对足，躯体背面的前部有一矩形盾板，盾板上有 5 根毛，前侧毛 2 根，前中毛 1 根，后侧毛 2 根。另有感器（sensillum）一对，盾板两侧各有眼一对，位于眼片上。

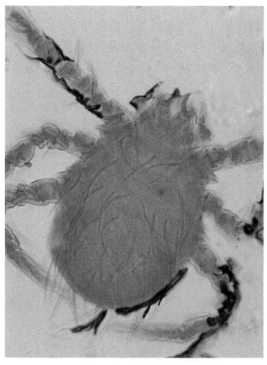

图 25-6　地理纤恙螨幼虫（×400）

6. 革螨成虫标本（图 25-7）

　　成虫卵圆形，体长一般为 0.2 ～ 0.5mm，大者可达 3.0mm，黄色或褐色。颚基形成颚基环，其背壁向前延伸的部分称颚盖。须肢呈长棒状，位于颚体前端两侧；螯肢由螯杆和螯钳组成。躯体腹面前缘的正中通常有一个叉形的胸叉。躯体背面的背板整块或分 2 块，背板上的刚毛数目和排列的毛序，因种而异。

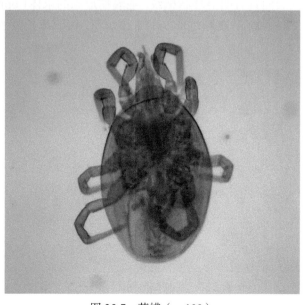

图 25-7　革螨（×100）

7. 疥螨成虫标本（图 25-8）

成虫虫体近圆形，颚体短小，位于前端，螯肢钳状，其内缘有锯齿，须肢分 3 节，体表遍布波状皮纹。躯体背面有许多圆锥形皮棘及数对锥状、杆状毛和长鬃，其前部有盾板。

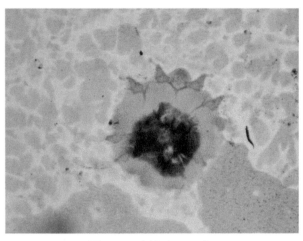

图 25-8　疥螨（×400）

二、观察标本

毛囊蠕形螨（*Demodex folliculorum*）（图 25-9）和皮脂蠕形螨（*D.brevis*）（图 25-10）形态

两种蠕形螨形态基本相似。螨体狭长呈蠕虫状，半透明，成虫长 0.1 ～ 0.4mm，雌虫略大于雄虫。虫体分为颚体和躯体两部分。颚体短宽，呈梯形，位于虫体前端，螯肢 1 对，针状，须肢 1 对。躯体又分为足体和末体两部分。足体腹面有足 4 对，足短粗呈牙突状。末体细长，其表面具有明显环状横纹；毛囊蠕形螨的末体（opisthosoma）较狭长，占躯体的 2/3 ～ 3/4，末端钝圆；皮脂蠕形螨的末体短粗，占躯体长度的 1/2，末端呈锥状，较尖。

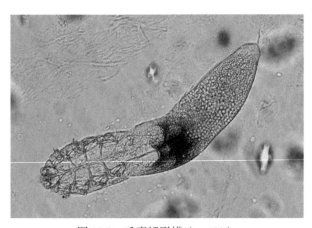

图 25-9　毛囊蠕形螨（×400）

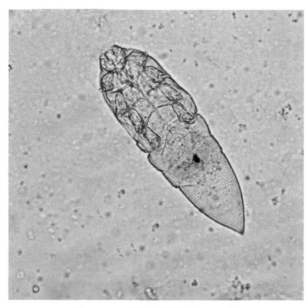

图 25-10　皮脂蠕形螨（×400）

【课堂练习】

绘恙螨幼虫形态图，标注重要结构名称，并描述其形态特征。

【复习思考】

1. 蜱与螨在传播疾病方面各有什么特点？
2. 我国硬蜱、软蜱及恙螨的重要种类有哪些？各传播什么疾病？

（马　佳）

第二十六章 寄生虫病原学诊断技术

一、粪便检查法

粪便检查是诊断寄生虫病最常用的手段。要取得准确的结果，粪便必须新鲜、盛粪便的容器要干净、粪便不可混杂尿液等，以免影响检查结果。送检时间一般不宜超过24小时。如检查肠内原虫滋养体，最好立即检查。根据所采取的方法不同，可分为直接涂片法、浮聚法和沉淀法等。

（一）直接涂片法（direct smears method）

1. 原理

用粪便、生理盐水制成粪膜涂片，在显微镜下观察涂片中是否有虫卵、幼虫、原虫滋养体或包囊。通常需连续涂三张玻片进行检查，可提高检出率。

2. 操作方法（图26-1）

（1）取1～2滴生理盐水，滴在洁净的载玻片中央。

（2）用竹签挑取绿豆大小的粪便与载玻片上的生理盐水混匀，除去较粗的粪渣。

（3）将粪液涂成薄膜，粪膜的厚度以透过涂片隐约可见印刷物字迹为宜。

（4）盖上盖玻片，置于低倍镜下检查。

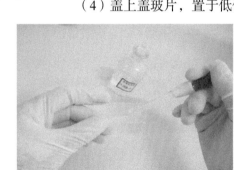
操作(一)

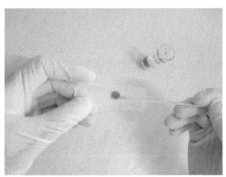
操作(二)

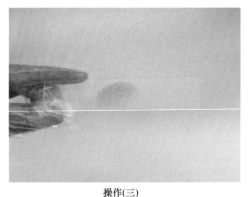
操作(三)

图26-1 直接涂片法

材料准备：载玻片、盖玻片、竹签、生理盐水、显微镜。

3. 注意事项

（1）检查溶组织内阿米巴滋养体时，要挑取带有脓血的粪便，同时注意保温、清洁、及时。

（2）检查原虫包囊时，所涂粪膜不宜太厚，否则包囊不易找到。

（3）注意粪便中易与虫卵混淆的杂质，如各种植物细胞、花粉、纤维、酵母菌等。可依据虫卵的形状、大小、颜色、卵壳、卵盖和卵内含物等特征加以鉴别。

（4）粪膜不能干燥，否则不易辨认虫卵。

4. 适用范围

适用于检查蠕虫卵（对蛔虫卵、姜片虫卵等检出效果好）、原虫滋养体或包囊。

5. 评价

操作方法简便、快速，取材少；但检出率较低，尤其轻度感染者易漏诊。

（二）饱和盐水浮聚法（brine flotation）

1. 原理

浮聚法（flotation method）是利用比重大于虫卵或包囊的漂浮液稀释粪便，使粪便中比重小的虫卵或原虫包囊浮集于液体表面，达到浓集目的。常用饱和盐水（即在 1000ml 沸水中加入 380g 食盐）做漂浮液。

2. 操作方法（图 26-2）

（1）取约黄豆大小的粪便置浮聚瓶内，加入少许饱和盐水。

（2）将粪便搅成糊状。

（3）再慢慢加入饱和盐水至液面略高于瓶口，但不溢出为止。此时在瓶口盖上载玻片，使液面与玻片接触，如有粪渣或气泡必须除去。

（4）静置 15 分钟后，将载玻片提起并迅速翻转。

（5）置低倍镜下检查。

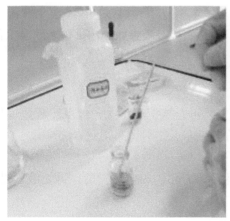
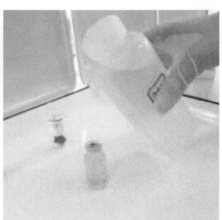

操作（一）　　　　　　　　　　操作（二）

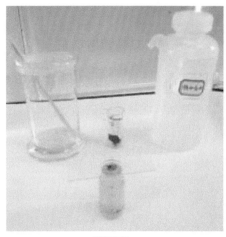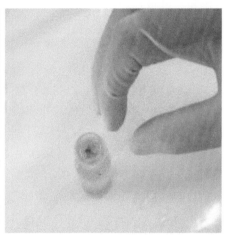

操作(三)　　　　　　　　　　　　　　操作(四)

图 26-2　饱和盐水浮聚法

材料准备：浮聚瓶（青霉素瓶）、载玻片、竹签、饱和盐水、显微镜。

3. 注意事项

（1）漂浮时间一般 10 ～ 30 分钟内为宜。漂浮时间过长，可使虫卵及包囊变形、破裂、难以识别，甚至下沉。

（2）饱和盐水溶液保存温度不低于13℃，维持其较高的密度，否则漂浮效果难以保证。

（3）使用的载玻片或盖玻片一定要干净无油腻，以免影响观察效果。

（4）放置载玻片前清除漂浮液表面的杂质，否则影响检查结果。

（5）翻转玻片时要轻巧、快速。

4. 适用范围

适用于检查线虫卵。以钩虫卵检查效果最佳。也可用于带绦虫卵、微小膜壳绦虫卵及比重较小的原虫包囊的检查。

5. 评价

检出率较直接涂片法高，但操作较复杂，不适宜检查吸虫卵和比重较大的原虫包囊。

（三）自然沉淀法（sedimentation method）

1. 原理

有些虫卵（如吸虫卵）或包囊的比重较大，可自然沉于水底，将虫卵或包囊集中于水底便于检查。自然沉淀法操作简便，尤其在粪便量较多时可采用此方法。

2. 操作方法（图 26-3）

（1）取 20 ～ 30g 粪便置小烧杯内，加清水 100ml，用玻棒搅匀，将粪液通过 60 目金属筛过滤到沉淀杯中，加水至将满。

（2）静置 15 分钟。

（3）倒去上层液 4/5，保留沉渣。

（4）再加水混匀，又静置 15 分钟。

（5）倒去上层液，重复换水数次，直至上清液澄清，最后倾去上层液，吸取沉渣检查。

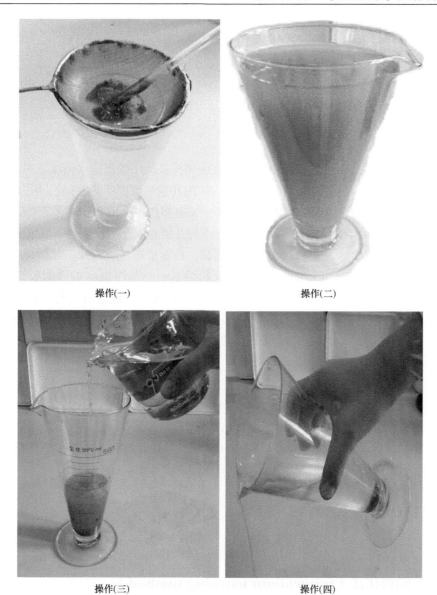

操作(一)　　　　　　　　　　　操作(二)

操作(三)　　　　　　　　　　　操作(四)

图 26-3　自然沉淀法

材料准备：小烧杯、沉淀杯（500ml）、玻棒、60 目金属筛、载玻片、盖玻片、长滴管、显微镜。

3. 注意事项

（1）过滤前粪便必须充分搅匀。

（2）倾倒上清液时动作要适速，避免沉淀物随上清液流出。

4. 适用范围

主要用于检查各种蠕虫卵（吸虫卵、棘头虫卵）、幼虫和比重大的原虫包囊。

5. 评价

水洗沉淀后，视野清晰，检出率高；但操作繁杂，较费时，对比重较小的钩虫卵和原虫包囊检查效果较差。

二、肛门拭子法（anal swab）

1. 原理

根据雌性蛲虫在人体肛周、会阴部皮肤产卵，带绦虫孕节从肛门排出时破裂导致虫卵黏附于肛周皮肤上的情况而设计的。此法分为棉签拭子法和透明胶纸法。适于检查附着在肛周的蛲虫卵和牛带绦虫卵。

2. 操作方法

（1）棉签拭子法（cotton swab）：取一支医用棉签，用生理盐水稍加湿润。在感染者肛门周围皱襞上擦拭。将棉签置于青霉素瓶内，加饱和盐水至容器的 1/3 处，用力振荡棉签，迅速提起棉签，并将棉签放在瓶壁上挤去盐水。加饱和盐水至液面稍高于瓶口，此时在瓶口覆盖一载玻片，漂浮 15 分钟，迅速翻转取下载玻片镜检。还可以离心、取沉渣检查。

材料准备：生理盐水、饱和盐水、医用棉签、青霉素瓶、载玻片、显微镜。

（2）透明胶纸法（cellophane tape）：取长约 6cm，宽约 2cm 的透明胶纸贴于洁净的载玻片上，载玻片的一端贴上标签，并注明受检者姓名。检查时用右手轻轻撕开透明胶纸，用左手食指和拇指分开受检者的臀部，使其肛周皮肤皱褶充分暴露，用透明胶纸的粘面在肛周粘贴 2～3 次，再将透明胶纸的粘面贴于载玻片上镜检。

材料准备：宽 2cm 透明胶纸带、载玻片、显微镜。

3. 注意事项

（1）清晨起床后，在未排便之前检查。

（2）检查前棉签稍加湿润即可，不可沾水过多。

（3）镜检前胶带纸与玻片间存留较多气泡时，可揭起胶纸，滴加少许生理盐水或二甲苯后将其平铺后镜检。

4. 适用范围

适用于检查肛周蛲虫卵和牛带绦虫卵。

5. 评价

价廉，操作简单，检出率较高；仅适用于蛲虫卵和牛带绦虫卵检查。

三、毛蚴孵化法（miracidium hatching method）

1. 原理

血吸虫病患者排出的粪便中含虫卵量少，直接涂片法不易检出，可用较大量粪便经自然沉淀法后进行孵化。成熟血吸虫卵内含毛蚴，在适宜条件下，毛蚴可孵出，肉眼即可观察。

2. 操作方法（图 26-4）

（1）取 30g 新鲜粪便（24 小时内为佳），置于 60 目铜筛内，然后将该铜筛放入预先盛好水的沉淀杯内进行淘洗，除去滤渣。经自然沉淀法处理后将沉渣倒入三角烧瓶中。

（2）加冷开水（除去水中生活的小生物）至烧瓶口，水的 pH 以 6.8～7.6 为宜。

（3）置温箱（温度 20～30℃）内孵化。

（4）4～6 小时后，可肉眼或放大镜观察瓶颈部水面，若发现水面下有白色点状物作直线来回运动，即为毛蚴，判为阳性。若无毛蚴，24 小时内每隔 4～6 小时观察一次。必要时，可用吸管将毛蚴吸出，放置在载玻片上镜检。

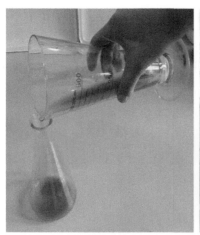

操作(一)

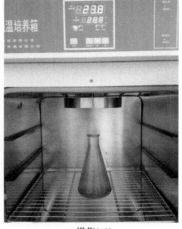

操作(二)

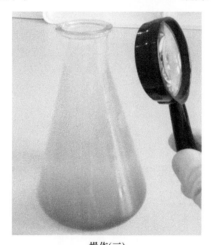

操作(三)

图 26-4　毛蚴孵化法

　　材料准备：自然沉淀法所需器材，三角烧瓶、pH7.4 冷开水、带光源的恒温箱、放大镜。

3. 注意事项

　　（1）粪便一定要新鲜，无尿液混杂。

　　（2）毛蚴孵化温度要适宜（25～28℃），10℃以下或30℃以上不易孵出毛蚴。

　　（3）使用自来水孵化时，应先将水存放于容器中过 20 小时，让余氯逸出后备用。若使用井水或河水，需做澄清和消毒处理，杀死水中小生物，避免与毛蚴混淆。

　　（4）毛蚴在清水中容易孵出，夏秋季气温较高，可用 1.2% 盐水进行粪便自然沉淀，以抑制毛蚴过早孵出，待孵化时换成冷开水进行孵化。

4. 适用范围

适用于急性或重症血吸虫感染的诊断。

5. 评价

成本低，检出率较高；操作较复杂，仅适用于血吸虫病检查。

四、钩蚴培养法（culture method for hook-worm larvae）

1. 原理

钩虫卵内幼虫在适宜温、湿度条件下可孵出，其具有向湿性特点，集中于试管底部的水中，有助于观察。此方法检出率高，无需显微镜，但费时较长。

2. 操作方法（图 26-5）

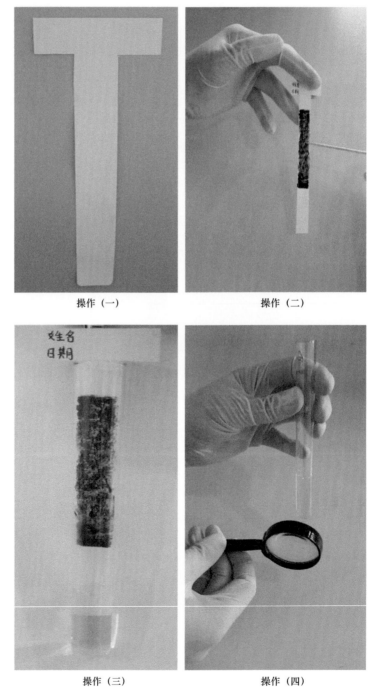

操作（一）   操作（二）

操作（三）   操作（四）

图 26-5　钩蚴培养法

（1）取小试管（口径 1cm，长 10cm）1 支，加入 1 ～ 2ml 冷开水。

（2）将滤纸剪成与试管口径等宽但较试管稍长的 T 字形纸条，在滤纸横条部分标注受检者姓名、日期。

（3）用竹签挑取蚕豆大小（0.2 ～ 0.4g）粪便，均匀地涂抹在滤纸竖条上部 2/3 处。

（4）再将纸条插入试管，使纸条的下缘浸泡在水中，粪便不接触水面即可。

（5）将试管置于 25 ～ 30℃条件下培养。培养期间每天沿管壁补充冷开水，以保持水面高度。

（6）培养 3 天后，用肉眼或放大镜观察管底有无乳白色、蛇形游动的钩蚴。如为阴性，应继续培养和观察到第 5 ～ 7 天。

（7）镜检观察钩蚴形态，鉴别十二指肠钩虫幼虫和美洲钩虫幼虫。

材料准备：滤纸条、竹签、1cm×10cm 试管、记号笔、冷开水、放大镜、培养箱。

3. 注意事项

（1）滤纸上的粪膜切勿与管底水面接触。

（2）加水时勿冲在粪膜上。

（3）用纱布覆盖管口，以防止昆虫进入管中产卵。

（4）检验完毕，所用器械应消毒处理，防止钩蚴感染。

4. 适用范围

适用于钩虫感染的诊断和虫种类型鉴别。

5. 评价

此法简便经济，检出率较高，结果观察方便，无需显微镜；但费时较长，只适用于钩虫病的检查。

五、旋毛虫幼虫肌肉活检（muscle biopsy）

1. 原理

针对寄生于人体肌肉组织的旋毛虫幼虫检查。当人食入含有活囊包幼虫的肉类后，幼虫在消化道发育为成虫。成虫所产新生蚴随淋巴和血循环到达横纹肌继续发育。约在感染后 1 个月，幼虫形成囊包。

2. 操作方法

（1）用外科手术从患者的腓肠肌或肱二头肌取米粒大小的肌肉 1 ～ 2 块，置于洁净载玻片上。

（2）滴加一滴 50% 甘油，再放上一载玻片，并用手捏住载玻片两端轻轻加压，将肉粒压成很薄的薄片。

（3）在低倍镜下观察旋毛虫幼虫囊包。

材料准备：载玻片、剪刀、镊子、50% 甘油、显微镜。

3. 注意事项

（1）取下肌肉后立即检查，否则幼虫变得模糊不清，不易检查。

（2）也可经固定染色后镜检，作虫种鉴定。

4. 适用范围

适用于检查旋毛虫病。也可检查并殖吸虫、裂头蚴、囊尾蚴、直肠黏膜血吸虫卵等。

5. 评价

该法简单、快捷，可作为确诊依据；但轻度感染或感染早期易漏诊，有一定创伤性。

六、薄血膜涂片（thin blood smear）制作与染色

1. 原理

疟原虫寄生于红细胞内，经姬氏或瑞氏染色法对制备好的薄血膜片进行染色后在显微镜下查找疟原虫，可鉴别疟原虫虫种和发育阶段。

2. 操作方法（图 26-6）

（1）消毒耳垂或无名指的指尖，用针刺出血，取一滴血于洁净玻片的 2/3 处。

（2）以左拇指和食指握持玻片两端，右手持另一推片，将推片的一端放在血滴上，并使推片与玻片呈 30° ～ 45° 角度。

（3）待血液沿推片端缘扩散后，匀速向前推移，制成薄血膜。

（4）将薄血膜片平放，自然晾干。

（5）采用姬氏染色法时需甲醇固定 1 ～ 2 分钟。瑞氏染色法则无需甲醇固定。固定干燥后，用蜡笔在薄血膜两端各画一条线。

（6）疟原虫薄血膜片染色

1）姬氏染色法（Giemsa's stain）：稀释好的姬氏染液（姬氏原液 1ml，加缓冲液 5ml）滴加于已固定的薄血膜上，室温染色 30 分钟。倾去染液，从玻片一端用缓冲液缓慢冲洗，晾干后油镜镜检。

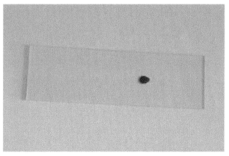
操作（一）

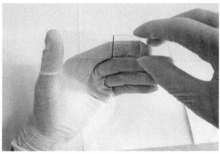
操作（二）

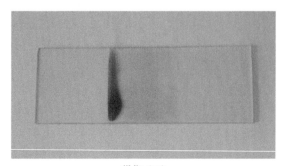
操作（三）

图 26-6　薄血膜涂片制作

2）瑞氏染色法（Wright's stain）：在薄血膜上滴加数滴瑞氏染液，使染液覆盖血膜，

30秒至1分钟后立即滴加等量缓冲液，然后轻轻摇动血膜片，使染液与水混合均匀，放置3～5分钟。倾去染液，从玻片一端用缓冲液缓慢冲洗，晾干后油镜镜检。

材料准备：75%酒精棉球、采血针、载玻片、甲醇、pH7.0～7.2 PBS缓冲液、瑞氏染液（或姬氏染液）、蜡笔、显微镜等。

3. 注意事项

（1）应在病人疟疾发作前或后数小时内取血，阳性率较高。

（2）载玻片必须清洁无油污，作为推片的玻片边缘要平滑。

（3）制片时，手指只能持载玻片边缘，不能接触玻片表面，以免油污使薄血膜产生空白区。

（4）血膜片自然晾干后方可染色，切忌用太阳晒或火烤。

（5）冲洗染液时避免流水直接冲血膜，以免血膜脱落。

（6）未染色血膜片放置时间不宜过长，以免影响镜检。

4. 适用范围

适用于检查疟疾、锥虫病。

5. 评价

用血少，疟原虫形态完整，便于观察，利于鉴别虫种；但费时间，阳性率低。

（杨立军）